筑摩選書

角南典生
Sunami Norio

脳の病気のすべて

頭痛、めまい、しびれから脳卒中まで

脳の病気のすべて　目次

第1章　もし突然倒れたら……

第2章　知っておきたい頭痛三兄弟

第3章　めまい・ふらつき・しびれ・ふるえ

第4章　手術で治せる脳の病気

脳の病気のすべて

頭痛、めまい、しびれから脳卒中まで

第1章

もし突然倒れたら……

1　くも膜下出血

突然の頭痛、嘔吐、そして意識がなくなる

桜の花はほころびかけたものの、まだ肌寒い夜のこと。救急隊から搬送受け入れ要請が来ているとナースから連絡が入りました。

「東消防から患者さんの搬送要請です。患者は45歳女性。頭痛と吐き気、軽度の意識障害。脳卒中の可能性が高いと思われ、脳外科への受け入れを要請しています」

「よしわかった。OKだ。CTへも連絡しておいてくれ」

「了解しました。20分くらいで到着と思います」

遅くなったが、コンビニで買った弁当を食べておいてよかった。これでひょっとするとしばらくは飲み食いできないかもしれない。ゆっくり眠らせてもらえそうにはないと思いながら救急外来へと向かいました。

「東消防です。患者は高橋悦子さん、45歳。1時間ほど前から急に頭痛を訴え、嘔吐を何度かくり返しているそうです。病着10分ほど前から開眼なく発語もなくなりました。呼吸状態も悪化し、

酸素5リットル開始しております。ご主人が付き添っています。よろしくお願いします」

救急車のストレッチャーから病院のストレッチャーに「一、二の三！」で移し、ナースがバイタルサイン*のチェックを始めます。

「高橋さん、高橋悦子さん！　市民病院ですよ！　わかりますか？」

大声で呼びかけるが、目も開けない。反応がありません。

「ご主人ですか？　頭痛を訴えたのが最初ですか？」

「はい、ちょうど1時間前です。頭が割れるように痛いと言い出しまして、普段から頭痛もちなので、いつものことだと思ってたんです。でも、きょうの頭痛はちがう、いままでの頭痛とはちがうと言うので、横にさせたんですが、すぐに何度も嘔吐しまして、頭が割れる、頭が割れると叫ぶもんですから、救急車をお願いしました」

「血圧が高いです。普段からですか？」

「いえ、そんなことはありません。むしろ低めだと思ってました」

突然の頭痛、嘔吐、意識障害はあるが手足のまひがない。45歳。もっとも疑われるのは、くも膜下出血。次いで脳出血の可能性が高いと思われます。

＊からだの状態の把握に必要な体温、血圧、脈拍、呼吸数をいう。外来受診の際や入院患者に主として看護師が測定する。成人の正常値としては体温35・8～37・0℃、血圧100～140／60～80mmHg、脈拍は1分間55～90回、呼吸数は14～18回程度が一般的。

「脳卒中の可能性があります。すぐに頭部のＣＴを撮ります」
「わかりました。よろしくお願いいたします」
ＣＴ検査の結果、思ったとおり、くも膜下出血でした。

まずは呼吸の確保と救急車

脳卒中は時間との闘いです。この高橋さんのように急激に症状が悪化することも少なくありません。脳卒中の「卒」は卒然、つまり「にわかに」、そして「中」は「あたる」と読み、突然に発症し、前ぶれがないのが特徴です。見ていて様子がおかしいと感じたら、すぐに救急車を呼ぶことが肝心です。

とくに次のような症状がある場合には、脳卒中を疑ってください。

①顔のまひ
②腕のまひ
③ことばの障害

顔のまひでは「いー！」と笑顔がつくれるかどうか。腕のまひでは、眼をつむり、手のひらを上にして両手を突き出し、腕がさがらないかどうか。ことばの障害では、「ラリルレロ」「パピプペポ」や「今日はお天気がいいです」などの文章がスムーズに言えるかどうかでチェックします。

この三つ、顔（Ｆａｃｅ）、腕（Ａｒｍ）、ことば（Ｓｐｅｅｃｈ）に症状が出たら、時間（Ｔ

ime）を確認して119番に通報しよう、ということでFASTと言われています。ぜひ覚えてください。

脳卒中の中でも、くも膜下出血の症状は、激しい頭痛、吐き気、嘔吐が特徴といえます。これらは本人が訴えたり、傍から見てもわかるものです。声を掛けても返事が遅れたり、返事ができない場合は意識障害がありますから、重症と考え、より急ぐ必要があります。

救急ダイアル119番は消防と兼用ですから、電話をしたらまずは「救急車をお願いします」と告げ、場所を伝えてください。所番地だけでなく、目印になる建物があればなおよいです。そして年齢・性別・症状を簡潔に伝えられれば満点です。

電話をしてから救急車が到着するまでの時間は全国平均で約8・1分。この8分間が場合によっては非常に危険な事態を招くこともあります。

とくに重要なのは呼吸です。3分間呼吸が止まると、再開できても4人に1人は助かりません。4分間だと、4人に2人は助かりません。5分間になると、4人に1人しか助からないのです。「九死に一生」という言葉がありますが、1割の方が助かる時間は呼吸停止後7分までです。8分間止まってしまうと助かる人はほとんどいません。

ですから救急に電話をしたら、すぐに呼吸をしているかどうかを確認してください。そして呼吸をしていなければ、救急車到着まで息を吹きこんであげてください。まずは寝かせて、のどを伸ばすような体位にします。鼻を突き出してクンクンかぐような格好です。のどを伸ばして、空気が肺まで入りやすい姿勢をつくったら、思い切り息を吹きこんでください。

救急隊員が来るまでの8分間は、果てしなく長く感じられるでしょうが、大切な8分間なのです。

迅速な診断のために

さて、患者さんが病院に到着したら、すぐにでも処置に移りたいところですが、脳卒中には、くも膜下出血、脳出血と脳梗塞の3種類があり、それぞれ対処が異なります。できるだけ迅速かつ精確に診断することが欠かせません。脳のどこが異常をきたし、どのくらいの障害が起こっているのかを見きわめなくてはなりません。

その最初の判断が、CTを撮るかMRIを撮るかです。それぞれの長所・短所を次頁にまとめました。私たち医師がどちらかを判断するには、次の3点に注目します。
①心房細動があるか
②意識のレベルはどのくらいか
③血圧はどの程度か
という3点です。

心房細動とは、心臓がけいれんを起こしている状態で、血液を効率よく送り出すことができず、心臓内に一部血液が残ってしまいます。血液は流れが滞ると固まってしまうので、これが血栓と

MRIとCTはどこがちがうか

CTは、コンピュータ断層撮影（Computed Tomography）の略です。患者さんの周囲からレントゲンを照射し、コンピュータで計算して断層画像をつくります。

MRIは、磁気共鳴画像（Magnetic Resonance Imaging）の略です。強力な磁石のなかで、電波を使って患者さんのからだの水素原子核の情報を捉えて画像をつくりだします。

MRIがCTよりも優れている点

①分解能が高く、細かなところまでよくわかる。
②縦・横・斜め、好きな方向の断層写真が撮れるので、病変の広がり、大きさ、周囲との関係などが正確かつ立体的に把握できる。
③骨の影響が少なく、骨の近くもきれいな画像が得られる。
④造影剤を使わなくても血流の状態がわかる。
⑤レントゲンを用いないため被曝しない。
⑥出血の時期を推定できる。
⑦急性期の脳梗塞の診断ができる。

CTがMRIよりも優れている点

①短時間で検査できる。MRIは20分程度、CTは1〜2分。
②したがって、状態の悪い患者さんや幼少児でも簡単に検査できる。
③急性期の出血がわかりやすい。
④骨の病気・骨折がわかる。
⑤ペースメーカーを着けた人、閉所恐怖症の人でも検査できる。
⑥MRIより安価。一般にMRIは1回6000円、CTは4000円くらい。
⑦多くの病院で救急対応が可能である。

なって脳に流れていって血管に詰まると脳梗塞を引き起こします。

意識の低下が顕著であれば、出血なら大出血、梗塞なら大きな血管に起こった可能性が高く、血圧が２００を超えるような重度の高血圧であれば出血の可能性が高いと考えます。

出血が起こるとその箇所から先に血液が行かなくなるというだけではなく、流れ出た血液自体が脳の細胞を傷つけるため、機能が停止してしまいます。まずは出血を止めること、さらなる出血を防ぐことが必要になってきます。梗塞では血液が来なくなる場所が広がらないように、周囲の脳の血流を保つ必要があるのです。

これらの指標と患者さんの状態から、私たちは経験的にＣＴかＭＲＩかを選んでいます。高橋さんの場合にはくも膜下出血が疑われたので、短時間で検査ができるＣＴを選択しました。ＣＴ画像から、左中大脳動脈という血管の分岐部で動脈瘤が破裂したと推定されました。

くも膜下出血の原因のほとんどが、この脳動脈瘤という血管のこぶの破裂によるものです。破裂した箇所は、ケガをしたときと同じように血液自体が固まっていったんはふさがりますが、そこが再び破裂する可能性が高く、もう一度破裂すれば多くの患者さんは死にいたってしまいます。

大まかに言えば、４人のくも膜下出血の患者さんがいれば、１人は最初の破裂で心肺停止にいたり、救急搬送されても助かりません。１人はなんとか助かっても寝たきりに、もう１人は日常生活ができるくらいには回復しますが社会復帰まではむずかしく、最後の１人はまったく元通りにまで回復できます。半数以上の患者さんは亡くなるか、重い後遺症を残すおそろしい病気なのです。

最初の破裂で治療もできないまま亡くなってしまう25％を除けば、残り75％の患者さんを助けるには、脳動脈瘤の位置と大きさなどを確かめ、二度と破裂しないように処置しなければなりません。

くも膜下出血とは

くも膜というのは脳と頭蓋骨のあいだの膜の一つです。脳と頭蓋骨のあいだには三層からなる髄膜があり、外側から硬膜・くも膜・軟膜と呼ばれます（図１－１）。くも膜と軟膜・脳とのあいだにはくも膜下腔というすき間があり、ここには脳脊髄液という液体がゆっくりと流れていて、ほかの臓器にくらべて非常に多くの血管が走っています。このくも膜と脳の間の血管が破れると「くも膜下出血」となります。

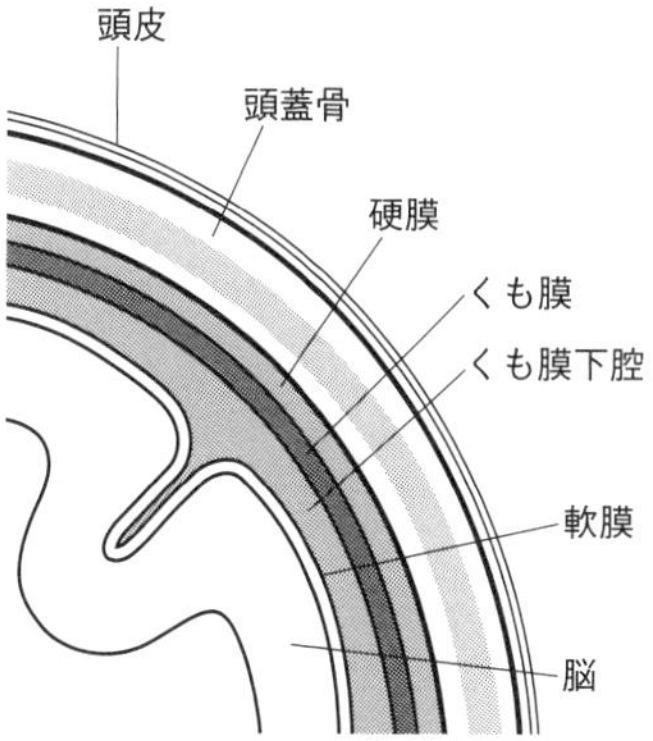

図１－１　頭皮から脳の表面まで

そのほとんどが先に述べたように、脳動脈瘤という血管のこぶの破裂です。多くは直径６～７㎜くらいの大きさにまでふくらむと壁に薄いところができて、突然破裂します。１㎝を超えても破れなかったり、逆に

2～3㎜で破裂することもあります。最新の高性能のMRIなら2㎜もあれば発見できますから、検査をすればだいたい3％くらいの方に見つかります。

くも膜下出血の症状は、なんと言っても突然の激しい頭痛です。頭痛がひどくて、「くも膜下出血ではないでしょうか」と心配して外来を訪れる方もしばしばいますが、歩いて来られるくも膜下出血の患者さんは滅多にいません。それほど激しい頭痛なので、意識がはっきりしている患者さんは「救急車を呼んでほしい」と言います。自分でも頭の中で大変なことが起こったとわかるのです。

出血量が少なくて頭痛がそれほどひどくないこともありますが、症状が軽い方でも次第に頭痛がひどくなり、「病院へ連れて行ってほしい」と言い出します。ひとりで来院される方は大変めずらしいと言えます。

残念ながら破裂と同時に心肺停止にまでいたる患者さんを助けることはいまの医学では困難ですが、呼吸状態や意識状態がそれほど悪くない患者さんを助けることは可能になってきました。意識障害が強く、目も開けてくれない患者さんの場合は、手術そのものが大きな負担となり、かえって状態が悪化しかねないので、意識レベルの改善を待って手術を検討するのがよいと考えます。意識レベルが悪くなければ、動脈瘤の再破裂がもっとも怖いので、できるだけ早く脳動脈瘤の処置をするため手術を選択するべきと考えます。

ところが、まちがいなくくも膜下で出血しているのに、動脈瘤が見つからない場合もときには

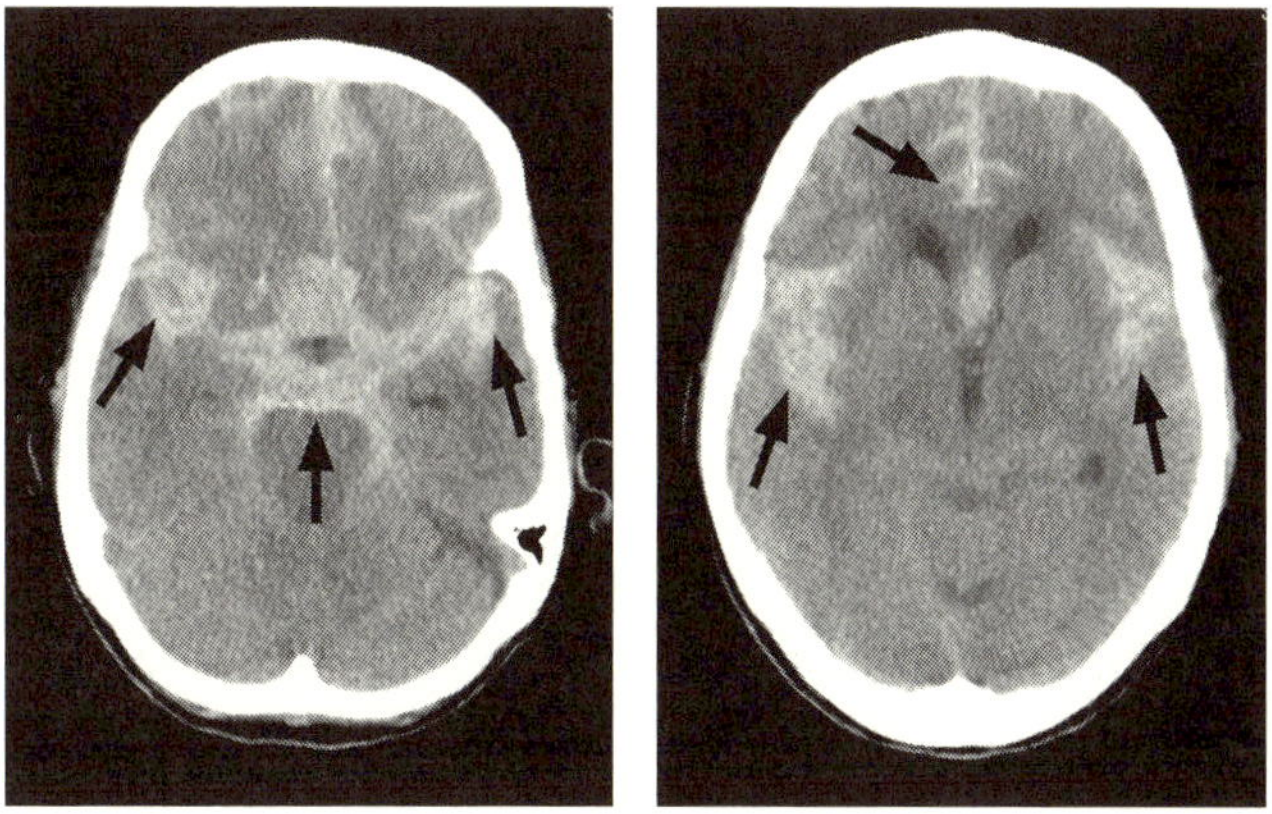

図1－2　くも膜下出血患者の頭部CT画像。重症患者の部位を変えて撮影したもの。出血した血液が脳と脳の間に広がって白く写っている（矢印箇所）。

あります。そこで一般的には造影剤を用いた脳血管撮影という検査をおこない、破裂した脳動脈瘤があるかないか、あれば部位はどこか、大きさや形は手術可能かどうかをくわしく調べます。また動脈瘤が2個以上存在する場合もときどきはあり、この場合はどの動脈瘤が破裂したかを慎重に検討し、どの動脈瘤を一番に処置すべきかを決めなくてはなりません。そして破裂脳動脈瘤が特定できれば、動脈瘤周囲の血管や神経とどのような位置関係にあるのかなど詳細を調べておき、手術の際に役立てるのです。

クリッピング手術

高橋悦子さんの場合は、右上腕動脈に針を刺して脳血管撮影をおこなうことにしました。
脳へは心臓から4本の主要な動脈が出ていて、これら4本の動脈にカテーテルを挿入し、造影剤を注入して血管を精査します。左総頸動脈・左椎骨動脈・右総頸動脈・右椎骨動脈といった具合に、順番にすべての血管を調べておかないと、動脈瘤が1個のみだったと確定できません。しかもこれを短時間でおこない、手術へと向かうわけです。慣れた術者であれば1時間程度で4本すべてを検査できます。

高橋さんの場合は、最初に撮影したCTで推測していたとおり、左中大脳動脈に直径7㎜の脳動脈瘤が見つかりました。これ以外には見当たらないので、この動脈瘤が破裂したものと考えられました。

高橋さんは呼びかけても返事をしてくれず、意識障害が強く、呼吸も不安定なことから集中治療室（ＩＣＵ）に入ってもらい、人工呼吸器を取り付け、まずは血圧や呼吸などの全身状態を管理することにしました。

翌朝、集中治療室での治療がうまくいき、意識が戻り、目を開け、うなずきを返せるようになりました。呼吸も安定して自力でできるようになったことから、あらためてご主人を中心に家族に病状説明をし、手術に踏み切ることにしました。手術は脳動脈瘤の部位と大きさ、患者さんの年齢などにより開頭術か血管内手術かを選択することとなりますが、高橋さんは開頭手術で臨むことにしました。

開頭すると、出血のため脳が腫れています。顕微鏡を使い慎重にくも膜を切開し、患部にたどりついたら、クリップで動脈瘤の首根っこを挟みます。これがネッククリッピング手術です。最近はチタン製のクリップを用い、手術後もＭＲＩ検査で確認できるようにしています。

　脳動脈瘤ネッククリッピングは脳外科医になれば最終目標とするむずかしい手術です。脳の動脈はみな同じ場所にありますが、脳動脈瘤の形や大きさは患者さんごとに異なります。また、一度破れた動脈瘤はとても破れやすく、手術操作はとにかくソフトに、丁寧におこなわなくてはなりません。手術の途中で破れれば、あっという間に数百ccの血液が流れ出し、場合によっては血圧が測れなくなるほどの危険と隣りあわせです。この手術ができるようになったら脳外科医として一人前と言われます。

　手術が終わると、高橋さんは再びＩＣＵへ入室となりました。まだ気管内に挿管はしたままで、いましばらくは呼吸を含めて全身管理をしていくこととなります。

　ベッドサイドでご家族へ病状を説明しました。とにかく第一段階は無事乗りこえることができました。今夜は安心してぐっすり眠ってほしいとご主人に伝えました。

手術後の試練

　翌朝、呼吸も安定しているので呼吸器をはずし、「高橋さん」と呼びかけると目を開け、「はい」とはっきり返事をしてくれました。

　担当医にとって大変うれしい瞬間です。駆けつけたご主人と娘さんが呼びかけると目を開け、うなずいています。家族もほっとした様子です。娘さんは母親の手をにぎり、涙ぐんでいます。

しかしまだ油断は禁物です。

「いまは容態は落ち着いています。手術はうまくいきましたが、次は脳血管れん縮がやっかいです。これは出血した血液によって脳の血管がれん縮、つまり縮んでくるもので、血管が縮むと血流が減りますから、ひどいと脳梗塞と同じように十分に血液が通わなくなって、まひがきたり、しゃべれなくなったり、もっと重症の場合は命にかかわる場合もあります」

「脳血管れん縮の治療法はあるんですか？」

「残念ながら特効薬はありません。ただ、トリプルH療法といって、血圧を上げ、十分な輸液で血液を薄め、血液のねばりをとるような点滴を術後すぐから始めています。脳血管れん縮はくも膜下出血を起こして2、3日目から起こってきて、1週間目くらいがピークで2週間までとされています。出血の程度がひどい人ほど脳血管れん縮が起こりやすいといえます」

「わかりました。毎日来ますのでよろしくお願いいたします」

高橋さんの容態は、翌日もその翌日も少しずつですがよい方向に向かっていました。ベッドの上でリハビリも始め、家族ともしっかり会話ができ、水分もむせることなく飲めるようになり、5日目には少しではありますがおかゆを口にできるほどに回復しました。

術後7日目。意識レベルが低下し、大声で呼びかけても目を開けず、うなずきを返してもくれなくなりました。

「大丈夫でしょうか？　もう目を開けてくれないのでしょうか？」

と、ご家族も気が気ではない様子。

「これが脳血管れん縮です。精一杯考えられることはやっています。あと1週間待ってください。奥さんの回復力に期待しましょう」

術後10日目までは一進一退でした。

11日目の朝、明らかに病状は改善し、目をぱっちりと開けていました。

高橋さんがわたしを見て言いました。

「先生、きょうわたし目が覚めたように思います。いままでのことはよく覚えていないんです。頭が少し痛いけど、お腹がすきました」

これで第二段階も越えられました。その翌日、ＩＣＵから一般病棟の個室に移りました。ただ、くも膜下出血にはさらにもう一つ困難があるのです。

水頭症

その後リハビリも進み、高橋さんは食事もトイレもひとりででき、生活動作はほぼ自立できるまでに回復してきました。退院の日取りを考えようかと思っていたある朝、病室で排尿している悦子さんをナースが発見します。

「高橋さん、ここはおトイレじゃないですよ。ちゃんとトイレに行きましょう」

「看護婦さん、ここはトイレじゃないんですか。あらわたしどうしましょう」

「今朝は調子はどうですか？　よく眠れましたか？」

「さあ？　どうなんでしょう」

「高橋さん、ここはどこかわかってますよね？　どこですか？」

「うちですよ。主人はどこかなあ、ちょっと呼んできます」

　明らかに昨日までの悦子さんとはちがうと感じた担当ナースから私のところに連絡が入りました。頭部ＣＴで検査したところ、脳室が拡大し、水頭症を発症していました。

　水頭症は命に関わることはまずありませんが、くも膜下出血では脳動脈瘤の再破裂、脳血管れん縮に続いて起こり得る三番目の合併症です。くも膜下出血から1カ月程度で起こることが多く、出血の程度がひどいほど起こりやすいといえます。わめいたりおかしなことを言うなどの精神症状がある、尿失禁を起こす、うまく歩けないという三つの症状がそろえばまず間違いありません。

　くも膜下出血の患者さんを受け持った場合、脳動脈瘤の再破裂を防ぐために手術をし、脳血管れん縮を防ぐために点滴などで無事に2週間を越せば、ほっとします。でも水頭症に注意して退院までにしっかりと病状の把握やＣＴ画像による追跡が必要です。

　なぜ水頭症は起こるのでしょうか？　脳の中には脳脊髄液、略して髄液という無色透明の水があります。脳は水に浮いているといわれるのはこの髄液のことです。髄液は脳と脊髄に合わせて約１３０㎖程度あり、脳では脳室という場所に溜まっています。脳室内には脈絡叢《みゃくらくそう》という組織があり、髄液をつくりだしています。その量は1日あたり５００～６００㎖と考えられ、1日に３

回から4回入れ替わっている計算になります。髄液は脳室から脳槽という脳のすき間を流れ、最後には静脈に吸収されます。

ところが、くも膜下出血を起こした患者さんの中には、髄液が生産されるばかりで、吸収ができなくなることがあります。脳室にどんどん溜まってしまった髄液が、脳を内側から圧迫して脳障害を起こすのが水頭症です。

水頭症がそれほどひどくなければ、まず腰椎穿刺により髄液を排除します。これをくり返して症状がよくなればいいのですが、すぐに髄液が溜まってしまうようなら、「脳室腹腔髄液短絡術」（ＶＰシャント）といって髄液を脳室からお腹の中に流すチューブを通します。脳室の圧の変化により流れる量を変えることができるように、チューブの途中に圧可変式バルブを取り付けています。圧の設定はからだの外から磁石を使って決めることができます。お腹の中に流れた髄液は腹膜から吸収され、脳室の大きさをＣＴでチェックしながら患者さんの病状と併せて見守っていくこととなります。

悦子さんは幸い腰椎穿刺により髄液を30㎖ずつ3回抜くことにより、水頭症がよくなり、シャント手術は必要ありませんでした。くも膜下出血から50日後、見事に自立でき後遺症を残すことなく退院となりました。

くも膜下出血を未然に防ぐには

高橋さんの例で見てきたように、くも膜下出血は脳動脈瘤の手術が終われば大丈夫とはいえず、その後もさまざまな合併症を乗りこえてこそ、治癒といえる厄介なこわい病気です。

心配な方はぜひ一度、頭部ＭＲＩの検査を受けて脳動脈瘤があるかどうかを調べていただきたいと思います。統計によって差はありますが、２〜６％の方に見つかると考えられています。破裂していない脳動脈瘤の多くは症状がありません。しかし中には年々大きくなり、神経を圧迫して症状を引き起こす脳動脈瘤もあります。もっとも有名なものは眼の動きをつかさどる動眼神経を圧迫する動脈瘤で、瞳孔が大きくなり瞼《まぶた》が下がってくれば要注意です。急いで検査をして、動脈瘤が原因とわかれば破れる時期は迫っていますから、早期の手術が必要です。

脳動脈瘤は脳の底部の血管（ウィリス輪といいます）の分岐部にできることが多く、前交通動脈、中大脳動脈、内頸動脈、脳底動脈などが代表的な発生部位です（図１−３）。大きいもの、脳の後方にできるもの、形のいびつなもの、二つ以上ある場合、また喫煙者、高血圧の人、高齢者は破裂率が高いとされています。

脳動脈瘤ができる理由はわかっていませんが、高血圧やストレス、喫煙などによって長年にわたって負担のかかった血管の壁がもろくなることから生じると考えられています。また、動脈瘤がなぜ破れるのかもよくわかっていません。見つかった脳動脈瘤がいつ破裂するのか、あるいは

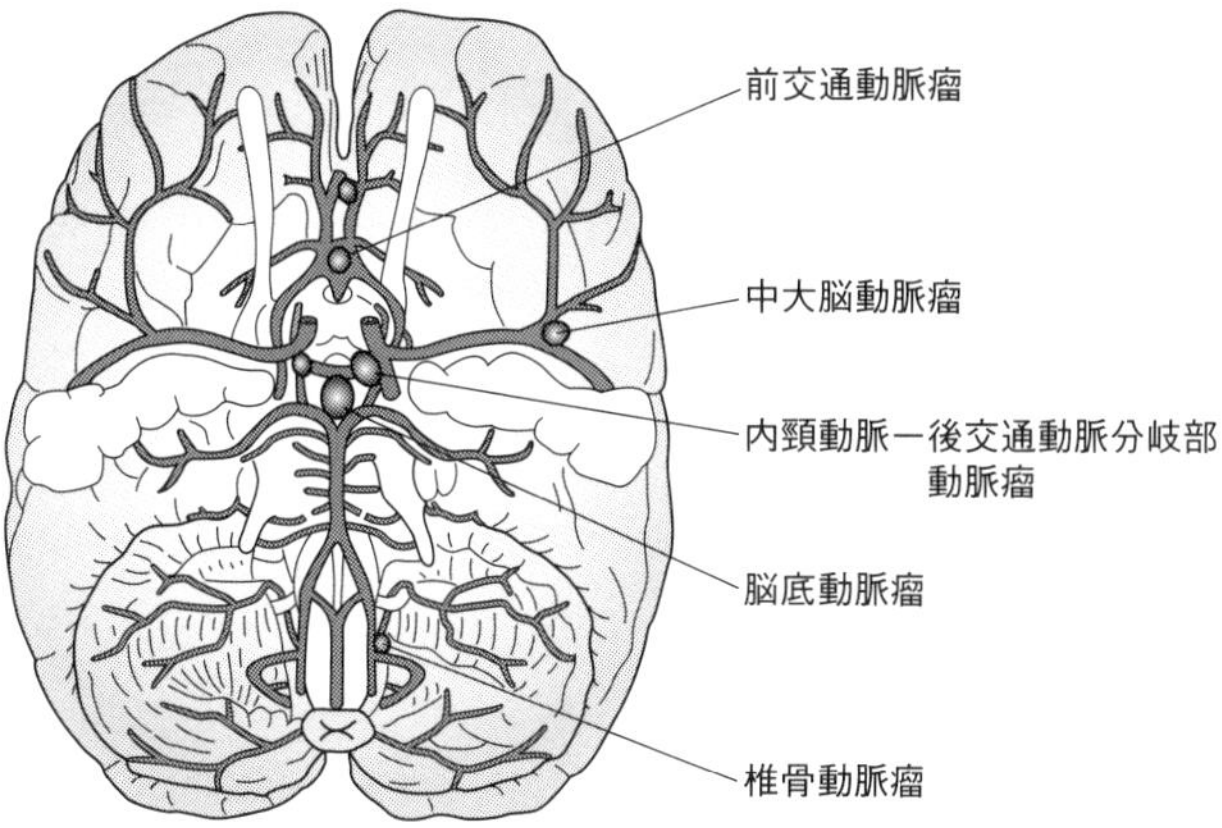

図１－３　脳動脈瘤ができやすい部位。脳を底部から見た図。丸いふくらみで図示したものが動脈瘤。

一生破裂することはないのかを知るための研究がおこなわれていますが、残念ながらいまだ謎に包まれています。

では、動脈瘤が見つかったらどうすればよいのでしょうか。日本では30年くらい前から動脈瘤が破れる前に発見して治療しようという予防的診療が脳ドックの一部として進められ、以下の三つの選択肢を勧めています。

①経過観察　ＭＲＩなどを用いて大きさや形が変わらないかどうかを見ていく
②開頭による脳動脈瘤ネッククリッピング手術
③コイル塞栓術　脳の血管の内側から動脈瘤にコイルを詰める血管内手術

経過観察は、発見されてから１、２年は６カ月ごとに、その後は年に一度検査することが推奨さ

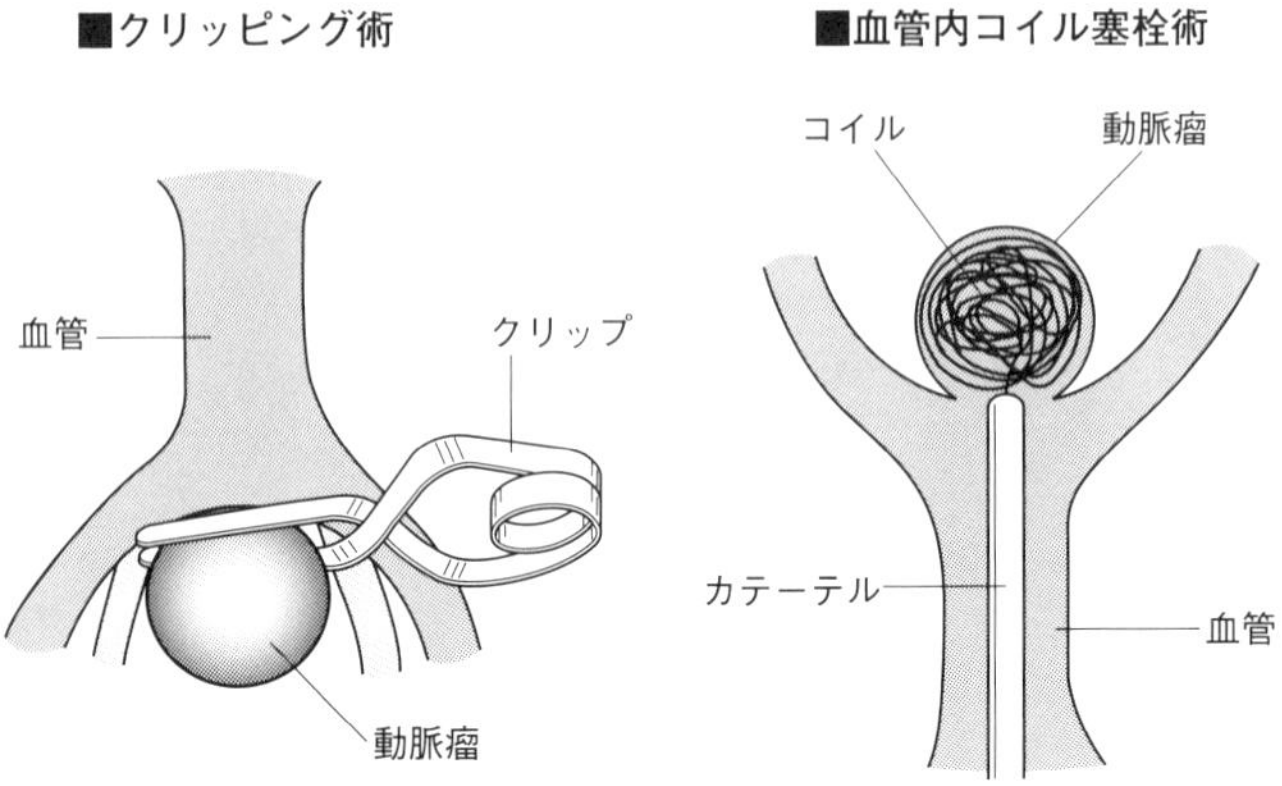

図１－４　2つの動脈瘤治療法

れます。また神経を圧迫するようになったこぶはきわめて破裂しやすいと考えられており、速やかに②か③の手術に移ったほうがよいでしょう。

開頭によるクリッピングはチタンやステンレスでつくられた小さな洗濯ばさみのようなクリップで動脈瘤の首の部分を閉塞し瘤への血流をせきとめる方法です。この方法は40年来おこなわれてきており長期の効果も実証されています。

血管内手術はここ20年来発展してきた技術で、心臓の血管に対しておこなわれるようになってから長足の進歩を遂げてきました。大腿動脈などの大きな血管からカテーテルを入れ、患部のこぶをコイルでふさいでしまうものです。頭を切らずにすむなど患者さんへの負担が比較的少ない利点もあって、日本でも欧米でも急速に普及しています。しかし慣れない術者がおこなえば動脈瘤以外の血管をふさいでしまったり、動脈瘤をカテーテルで突き破ってしまうなどのリスクもあります。また未破裂脳動脈瘤に対する血管内治療が長期的にどのような影響をおよぼすのか、確実な結果はまだ発表されていません。いずれにしても血管内手術の専門医によく説明を受け、納得した上で選択していただきたいと思います。

動脈瘤が大きいと、どちらの治療法でも困難な場合もあり、親血管の血流を残すために人工血管でバイパスをつくり、親血管そのものは塞いでしまう手術などもあります。今後、血管壁を補強するためのステント（金属でできた網状の筒）を入れる技術などが進歩すれば、さらに低い侵襲（より負担の少ない術）で治療がおこなわれるようになるでしょう。

どのような治療にも合併症の危険性があります。開頭手術の場合には、脳内出血や、血管の閉塞による脳梗塞、手術中の脳の損傷、感染症、けいれんや美容上の問題などが報告されています。血管内治療には、詰めたコイルが目標の患部を外れてしまったり、手技中に血管の閉塞や破裂を起こす、血腫の形成などの合併症があります。

治療方針に関しては、十分に医師と相談して、治療の目的と危険性についてよく理解して、ご自身の生き方に照らし合わせて決定することがとても重要です。もし担当医の説明で決めかねる場合にはセカンドオピニオンを求めるのもよい方法と思います。この点については第6章であらためてくわしく述べましょう。

未破裂脳動脈瘤の治療に要する費用は患者の合併疾患や、動脈瘤の大きさや形状、部位、治療の困難さなどにより多少の差はありますが、開頭手術でも、血管内治療でも総額200万円前後

（その3割負担）かかります。いずれにしても高額医療となりますので、食費や個室料などを除いた医療費については1カ月に8万円程度までの負担となります。

2　脳出血

左半身が動かない

その年も残りわずかとなったクリスマスの夜のこと。わたしは脳外科当番で救急外来へ詰めていました。その夜は交通事故が多く、夜の9時ころ心肺停止の患者さんが搬送されるなど、救急外来はごった返していました。みんなで宅配のピザをつまみ、冷えたお茶をすすっているところへ北消防署から電話が入りました。

ナースが電話をとって、振り向いてわたしに告げました。

「69歳男性。左片まひとロレツ難。意識は傾眠状態。血圧が200の100と高いですが、呼吸その他は落ち着いており、何とか話もできるようです。搬入よろしいでしょうか？」

「よし、ＯＫだ。ことしもクリスマスケーキなんぞは拝めないね」

救急車がサイレンを鳴らして近づいてきました。ストレッチャーを押して救急車を出迎えます。

「北消防です。松本進さん69歳。先ほど風呂から出たところで倒れた模様です。高血圧で近くの内科医院にかかっているそうで、奥さんが連絡したところ、急いで救急病院で診てもらうように言われたとのことです。血圧が210の110。左片まひがありますが、会話はできます。奥さんが付き添っておられます。よろしくお願いします」

「了解しました。ご苦労さまです」

病院のストレッチャーに移し替え、バイタルサインのチェック。点滴を確保し、[*]研修医とナースはCT室へ向かい、わたしは奥さんに様子をうかがうことにしました。

「脳外科の角南と申します。何時ころからどんな様子だったか、お聞かせください」

「はい。いつものように夕飯を食べ、お酒も2合晩酌しまして、風呂へ入りました。お風呂から出て、からだを拭いているときだったんでしょう、バタンと大きな音がしまして。急いで行ってみると主人が倒れてバタバタしていまして、もうびっくりして、息子の携帯へ電話し、かかりつけの先生に電話したんです。そうしたら、奥さん、落ち着いてすぐに救急車を呼びなさいと言われまして」

「普段から血圧が高かったんですね」

「ええ、血圧の薬を飲んでました。でも、最近はちょうどいいと先生もおっしゃってくれて、今

＊いつでもすぐに点滴ができるよう、あらかじめ静脈に針やチューブを留置する処置。血管確保とも言う。

朝も130と80くらいだったと思います。ただ、お酒がまた少しずつ増えてきまして、1合にしなさいって言われてたんですが、毎晩2、3合は飲んでました」

「そうですか。わかりました。おそらく脳卒中だと思います。心臓が悪いとか、肝臓が悪いといわれたことはありませんか?」

「それはないと思います。毎日元気に畑仕事をしていましたし、土日は仲間とよく釣りに出かけてました」

「何か手術をされたとか、アレルギーがあるとかはありませんか?」

「若いときに盲腸の手術をしたぐらいで、アレルギーなどは聞いたことがありません」

「わかりました。CTがすんだら説明しますので外来前で待っていてください」

CT室まで行ってみました。脳出血で、右被殻《みぎひかく》という部位に長径4cmの出血を認めました。胸部レントゲンを撮影後に再度、救急外来へ戻り、本人と奥さんに病名を告げ、脳外科病棟へ入院と決まりました。血腫が大きくなれば手術もありうると説明し、4時間後に再度CT検査をするので、病室で待機してくださいと話しました。

血圧が高い人は要注意

脳出血は原因のほとんどが高血圧によるものです。

脳の奥深くのところに大脳基底核や小脳、脳幹などがありますが、穿通枝《せんつうし》という細い動脈がそれらに栄養を与えています。日本人を含むアジア人はこの血管が弱く、詰まりやすく、破れやすいと考えられています。「脳卒中動脈」と呼ぶ人までいるほどです。

出血の場所によって次の5種類に分けられます。

①被殻出血　半身不随・半身のしびれ
②視床出血　半身不随・半身のしびれ・目の位置の異常
③小脳出血　頭痛・嘔吐・ふらつき
④脳幹出血　意識障害・ふらつき
⑤皮質下出血　半身不随・失語・失行

図1－5のように、それぞれの出血の場所と大きさによって症状が決まります。運び込まれてきた松本さんは、右被殻の障害で左片まひ、つまり左半身が動かなくなっており、ロレツもまわらない状態でした。左がまひすれば右脳に、右なら左脳に病巣があると考えられます。

どの部位であっても出血が大きければ命にかかわりますし、小さくても症状が重いこともあります。脳の構造としくみについてはあとでもう一度くわしく触れますが、脳の奥深くのところは呼吸や体温調節などの基本的な生命維持をつかさどっているため、出血の場所によっては、意識がなくなり、血圧や呼吸が安定しなくなるなど、危険な状態にいたることもあります。また、出

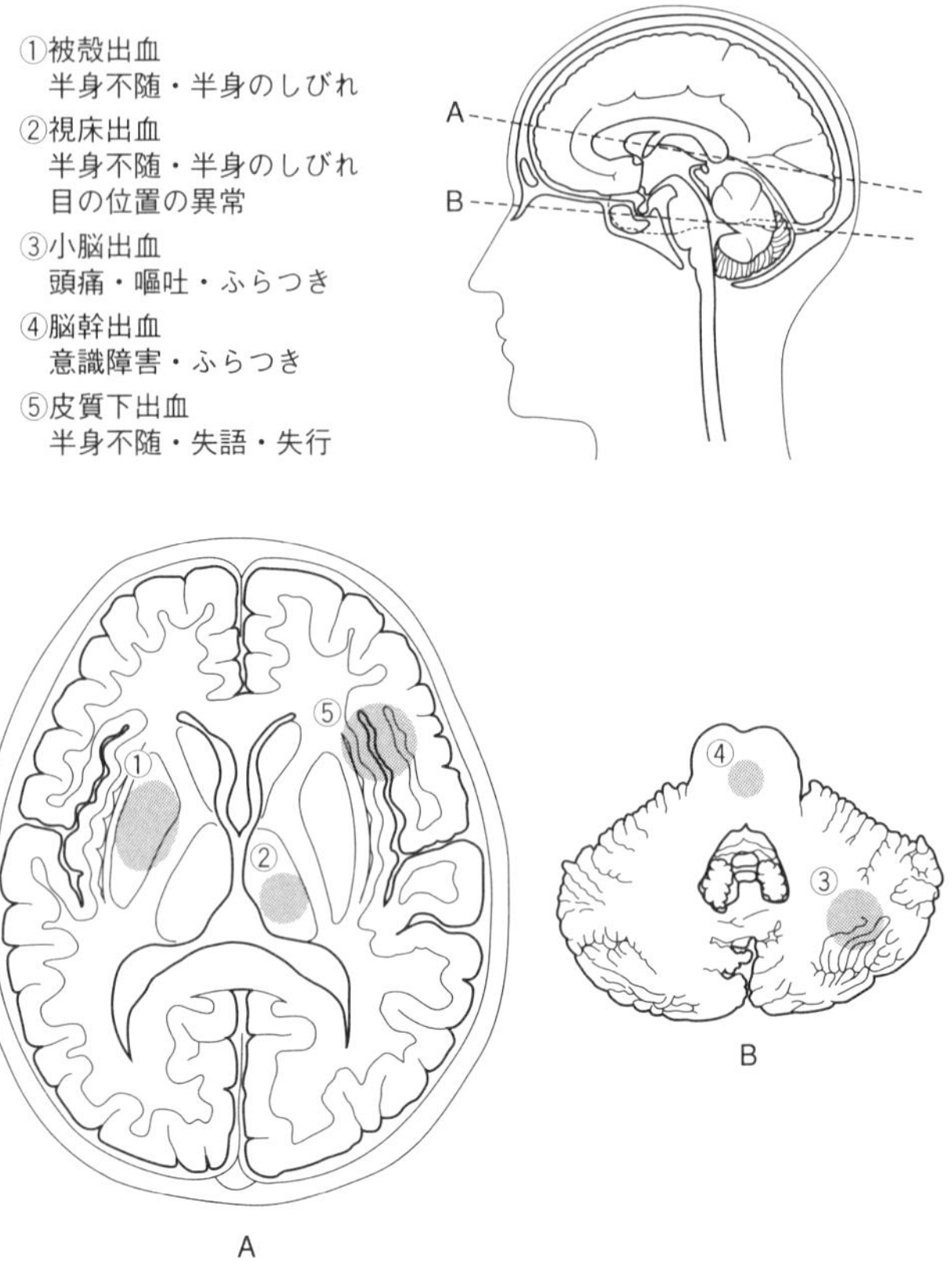

図1－5　出血部位とその主な症状

血が大きくならず、ある程度の大きさでとどまってくれればよいのですが、出血が止まらないとやはり危険な状態となります。

治療には、保存的治療と外科的治療がありますが、外科的治療、つまり手術が必ずしもおこなわれるとは限りません。というのも、出血した血腫・血液を取り除けば症状がとれ、元通りになるわけではありません。手術をしてもしなくても、3カ月後の状態はあまり変わりのない場合が多いのです。

日本脳卒中学会では「脳卒中治療ガイドライン」として、どういう場合に手術をすべきか細かく規定していますが、たとえば血腫が脳を圧迫して影響をおよぼしている場合や、水頭症が疑われる場合など、すぐに手術をしないと命が危ない、もしくは明らかに手術をした方がよいという根拠がなければ、保存的治療でよいと考えられています。

リハビリはできるだけ早く

さて、松本進さんの4時間後の頭部CT検査が終わりました。血腫の大きさは変わらず、病状が悪化することも、意識レベルや左手足の動きにも大きな変化はないため、手術は必要ないと判断しました。安心はまだできませんが、この状態が続けば、血圧のコントロールなど全身状態に注意して、早期にリハビリを開始することになります。

脳卒中が起こると、からだの機能にさまざまな障害が現れます。障害は、程度の差はあれ後遺症となり、患者さんの生活に影響をおよぼすことになります。

そこで脳卒中の治療をしながら、障害された機能を回復させ、また機能が低下しないように維持することが大切となります。これを目的としておこなわれるのが、リハビリです。

リハビリは「リハビリテーション」の略で、機能回復や社会復帰を意味する言葉です。医療では、運動機能や言語機能などの回復訓練によって、患者さんが社会復帰できるように手助けするための治療をいいます。リハビリはできるだけ早く始めることが大切です。なぜなら早期にリハビリを始めた場合と少し日にちが経過してから始めた場合とでは、明らかに回復度に差があることがわかっているからです。

リハビリには、まず患者さんの現状について、意識レベル、運動障害、感覚障害、関節の可動域はどの程度かなどを、主治医とリハビリの専門医およびリハビリスタッフが評価します。そしてそれに基づいてリハビリの計画を立てます。

その全体の流れは、「急性期」「回復期」「維持期」という三つの時期に分けられており、段階を経ながら進められます。

①急性期リハビリテーション

急性期とは、発症から1～2週間の時期のことです。発症直後は血圧が不安定で、まだ意識がもうろうとしている場合もあるでしょう。それでもできる限り、発症直後からベッドサイドで少しでも手足を動かすことが大切です。筋肉が萎縮してしまうばかりでなく、拘縮《こうしゅく》といって関節が固くなって動かなくなるからです。

たとえば、尖足《せんそく》といってつま先がバレリーナのように伸びてしまうことがあります。このまま固まってしまうと、いざ立つ訓練を始めたときに痛くて立てないことになります。これを防ぐために、かかとで直角に関節を曲げた状態を保つ必要があります。

この時期に手足を動かしてあげることが、後々の回復度を左右することになります。起き上がれるようだったら、ベッドサイドに腰掛けて、座った姿勢を保つ訓練も始めます。

②回復期リハビリテーション

回復期とは、発症から急性期を経て3～6カ月までの期間です。病状が安定し、長い時間座っていられるようになったら、専門病棟や専門病院でのリハビリが始まります。

個人の症状に応じたプログラムを作成し、集中的に訓練します。この回復期リハビリでゴールが決まるといっても差し支えないでしょう。ここでの患者さんのやる気やがんばりがゴールを高いところにもっていくことになります。

リハビリは最初の3カ月が鍵だとよく言われます。長くても6カ月経つと症状がほぼ固定されてしまい、やればやるほどよくなるというわけにはいきません。原則として身体障害者手帳の申請は発症から6カ月以後とされています。

③維持期リハビリテーション

発症直後に急速に低下したからだの機能は、回復期のリハビリによってある程度までは改善されますが、この時点までに完全に元に戻らなかった機能は、後遺症として残ります。

しかしその残された機能、回復した機能が低下しないよう維持するためのリハビリをつづけなければなりません。退院後に家庭や、リハビリ施設などに通っておこないますが、理想的には365日、休みなくつづけることが必要です。

リハビリの日数制限と専門病院

2～3週間治療が進み、病状が安定して回復期リハビリに入るときに、病床や病院を替わることになります。医師からも転床や転院についての説明がありますので、患者さんと家族で、すぐにでも話し合ってください。というのは、リハビリに日数制限が設けられているからです。

脳卒中のリハビリの場合、これまでは回復期、維持期とも医療保険で受けることができました。しかし診療報酬の改定にあたって、厚生労働省の研究会で「長期間にわたって、効果が明らかでないリハビリ医療がおこなわれている場合がある」と指摘され、2006年4月より医療保険で受けられるリハビリは、脳血管などの疾病は発症・手術から180日、骨・関節の疾病が150日、心臓・血管の疾病が150日、呼吸器の疾病が90日と定められました。この期間を超えると、全額自己負担か、介護保険を使うことになっています。

　180日は長いと思われるかもしれませんが、転院先の入院相談日が週1日しかないことも多く、その日を逃すと1週間単位で先送りになってしまいます。さらに、転院の手続きをしても転院先の病院のベッドがすぐに空いていることはほとんどありません。早めに次の転院先を決めておかないと、ベッドの空きを待っている間に時間を無駄にしてしまいます。

　患者さんや家族が自分たちで病院を探す方法もありますが、最近では多くの病院で地域連携室という部署があり、相談に乗ってくれます。入院して数日以内に主治医から病状説明があります。このとき、地域連携室のナースが同席し、患者さんや家族の事情を聞いて、退院や転院のアドバイスをしてくれます。地域連携室にはナースのほかにソーシャルワーカーなどが勤務しており、患者さんや家族の相談に乗ってくれますので、しっかり活用してください。

　リハビリ専門病院に転院するための入院相談には、いくつかの方法があります。一つは、患者さん本人が外来を受診し、入院の可否を決めるものです。指定された日に家族とともに受診し、入院の日取りまで決定できればよいでしょう。

もう一つは、家族による代理受診です。担当医の紹介状やCTやMRIの画像をおさめたCD－ROMなどを持っての受診となります。紹介状に詳細は書いてありますが、患者さんの病状など、おおよそのことは答えられるようにしておいてください。

　そのほかに、書類審査で検討する場合もあります。患者さんの状態、リハビリの進行状況、家族の状況などを記入した書類を提出し、入院の審査をしてもらう方法です。場合によっては担当医やリハビリスタッフが面会に来て、患者さんの様子をみて決めることもあります。

リハビリ専門病院を選ぶとき、私たちが最も気にかけるのは、患者さんにとって良質のリハビリができるところかどうかです。病棟専属の主治医の有無、理学療法士や作業療法士、言語聴覚士などのリハビリ専門スタッフが十分に確保されていることなどが重要となります。

勧められたリハビリ専門病院を前もって見学に行き、面会に行きやすいかどうかを含めて家族でのサポート体制をしっかり確認しておきたいものです。

また、脳卒中は再発が多い疾患ですので、緊急時にＭＲＩで診断したり、すぐに治療ができるよう、近隣の医療機関との連携など、バックアップするシステムがあるかどうかも重要なポイントです。これらの情報は病院のパンフレットなどに表示してあることもありますが、家族がしっかりと確認しておくことが必要です。

重症の脳梗塞で、リハビリできる状態まで回復するのに時間がかかったり、意識障害があってリハビリが始められないと、リハビリ専門病院には移れません。これらの施設は、患者さん本人が積極的に訓練をおこなうことを前提とした病院だからです。

このような場合は、療養型病棟のある病院が選択肢となります。主に介護を中心とした、慢性期の療養が必要な患者さんのための施設です。

家族の存在と協力

さて、脳出血で入院された松本進さんは、急性期の1週間は個室に入ってもらいましたが、病状も落ち着いて、入院8日目に大部屋へ移りました。

ベッドの横に大きなカレンダーが貼ってあります。毎日細かくリハビリの内容や食事の摂取量、排便があったかどうか、昼寝の時間や睡眠時間などが書き込まれています。これはナースが書いているのではありません。家族が書いているのです。

カレンダーには毎日、家族のだれが付き添うか、寝泊りするかなどの時間割が細かくきちんと書かれています。これがすごいのです。奥さんと2人の娘さん、それにときどき患者さんの実の妹さんが加わります。当初の1カ月間は4人で交代で付き添っていました。そして今日のリハビリはどうだったか、食事はどれくらい食べたか、お通じはあったか、睡眠はちゃんととれたかなど、それはそれはくわしく書き込まれています。

そしてお父さんが病気だというのにとにかく家族のみんなが明るい。めちゃ明るいのです。患者さんも不安な毎日だと思うのですが、これだけ毎日家族のだれかがそばにいてくれて、みんながみんな明るければ、ほんとに不安も吹き飛んじゃうだろうなあと思いました。

入院された患者さんを見ていてよく思うのですが、やはり家族の協力は大きいです。もちろん家庭の事情、家庭環境はみなさんちがいます。付き添えるかどうかもまちまちです。付き添いたくても付き添えない家庭もあるでしょう。けれども、とくにリハビリの段階では大きく影響します。1週間も2週間もだれも来られない患者さんもいれば、毎日だれかが少しの時間でも来て、リハビリにいっしょに励んでいる。そういった患者さんは明るいし、ゴールも高いところにもっていけます。もっと熱心な家族では、理学療法士・作業療法士・言語聴覚士にどんな復習をすればいいかを聞いて、病室に戻ってからも熱心にリハビリに取り組んでいます。

家族が倒れたときは、みなさんすぐに集まってくれます。しかしいったん診断がついて、治療方針が決まると、途端にどなたも来てくれなくなる場合もあります。われわれ医療従事者としては残念です。毎日家族のだれかが顔を見せてくれることは、患者さんにとってどれほど心の支えになることか。

こんな家族もいました。61歳の奥さんが脳出血で倒れ、半身不随になりました。命はとりとめたものの大きな後遺症が残り、しゃべることも食べることも歩くこともできません。リハビリも遅々として進みません。ご主人は定年まであと2年ありましたが、きっぱり会社をやめ、奥さんに24時間付き添っていました。それじゃあご主人がからだを悪くするから、夜は自宅に帰って休んでくださいと言ったところ、家へ帰って休んでみたが、気になって眠れないんですとのことで、結局は病室で寝泊りされていました。

リハビリも療法士に指導してもらって、病室に戻ってからはご主人が奥さんのリハビリを毎日数時間やっておられました。その甲斐あって、少しは言葉が出るようになり、やわらかいものなら何とか飲み込めるようになりました。でもご主人でなくちゃいけないようで、本人のお姉さんや妹さんがご主人に代わって付き添いした日はまったく食べてくれないとこぼしておられました。

松本さんはその後も順調に回復され、発症から1カ月後には座ってむせることなく自分でおかゆを食べ、お茶を飲むことができるようになりました。歩行は杖をついてできますが、まだ介助が必要でひとり立ちはできません。トイレもまだ介助が必要です。そこで家族とも相談し、リハビリ専門病院へ転院することと決めました。日常生活動作が自分ひとりでできることが目標です。達成できれば自宅へ帰れます。3カ月くらいはかかるかもしれませんが、本人も家族も必ずできると意欲満々です。

3　脳梗塞

突然しゃべれなくなる

澄み切った秋空の日曜日。その日は午前8時半から脳外科の救急当番で病院へ詰めていました。救急は内科・外科・小児科・整形外科・泌尿器科など、さまざまな患者さんが受診します。しかも救急車で搬送されてくる方だけでなく、われわれがウォークインと呼ぶ自分で歩いてくる患者さんももちろんいます。その中で、脳神経外科にかかる救急患者さんは、交通事故で頭を打った若い男性、すべり台から転落して頭部を打撲した子ども、玄関先で転倒し土間で後頭部を打ったおばあさん、突然しゃべれなくなった中年男性、左手足が昨夜からしびれて力が入らなくなった老婦人、全身けいれんで意識がない若い女性など、緊急の処置が必要な患者さんが多いのです。次々に搬送されてくる患者さんを短時間で診断し、適切な治療を施し、入院の必要があるかどうかを即座に判断しなくてはなりません。

一般の外来のように「きょうはどうされましたか?」などと、のんびりじっくり構えていては、多くの急を要する患者さんに対応しきれないのです。毎日の訓練と経験がものをいいます。研修医にとっては大変勉強になるのが救急当番であり、一人一人の患者さんが最高の教科書なのです。経験ある医師にとっては研修医は足手まといになるばかりですが、自分たちも指導を受けた昔を思い出しながら、医師不足で困っている現状を頭において懇切丁寧な指導を心がけています。

隣町の救急隊から連絡が入ったのは午前11時40分。60〜70歳くらいの男性がスーパーマーケットで倒れており、右手足が動かず、言葉がしゃべれない様子だといいます。救急車の搬入OKと返事をしました。

病院に到着すると、病院のストレッチャーへ一、二の三で移し、急いでバイタルサインのチェックをし、神経症状を観察しました。患者さんはポケットにお薬手帳を持っており、ワーファリンを服用していることがわかりました。ワーファリンは血液が凝固するのを防ぐ薬で、不整脈の患者さんによく処方されるものです。

心電図の波形を見ていた研修医が、心房細動のようだと言います。

「なるほど、心房細動だ。神経学的所見としては失語症に右完全片まひ。脳塞栓の可能性が高いな」

心房細動は不整脈の一種で、心房が1分間に何百回と細かくふるえる症状で、これによって心臓内に血液のかたまり（血栓）ができて、これが脳の血管に流れていって詰まったのではないかと推測したのです。

となると、時間との勝負です。救急隊の覚書を確認します。

時間経過　覚知11：23　出場11：26　現着11：33　接触11：34　現発11：40　病着11：57
　　　　　収容11：58
所見　右半身まひ　失語症
現場到着・接触時の状況　買い物中に倒れた

「これなら発症から1時間は経過していないだろうからｔ－ＰＡの準備をお願いします」

看護師が薬局に向かいます。ｔ－ＰＡの在庫の確認です。血圧も脈拍なども落ち着いており、慌てる必要はないのですが、ｔ－ＰＡを使うなら急がなくちゃなりません。ｔ－ＰＡは1分でも早く使ったほうが効果が高いのです。

ｔ－ＰＡという奇跡の薬

ｔ－ＰＡ（組織プラスミノーゲン活性化因子）静注療法は詰まった血栓を溶かすことにより、血液の流れを再開させ、脳梗塞を治療する方法です。２００５年にわが国でも承認されましたが、心筋梗塞に対しては１９９１年に承認されています。体重１kgあたり０・６mgを使い、うち10％は注射で１～２分かけて、残りの90％は１時間かけて点滴します。

ただし、脳梗塞の場合は発症から４・５時間以内でないと使えません。以前は３時間以内でしたが、２０１２年９月から４・５時間以内まで使用できる時間が延長されました。心筋梗塞では発症から12時間以内の患者さんに使えるのですが、脳の細胞は筋肉のかたまりともいえる心臓のようには強くないので、時間の経過にしたがって血流が止まった箇所から先の血管がもろくなってしまい、血流が再開したとたんに破れて出血し、かえって状態が悪くなってしまうのです。

もちろん使用した患者さんすべてに効くわけではありません。薬の発売から2年間にわたって使用から3カ月後の経過を調査したところ、39％の方は良くなっていました。その後の調査でも有効性、安全性が認められてきています。

従来からおこなわれている治療法はｔ－ＰＡに比べると劣ると考えられますが、いずれも使用しない場合と比べると効果的と考えられています。発症から４・５時間以上が経過している場合や出血の危険性が高いと判断されれば、従来の治療法を選択することになります。

問題は副作用です。どんな薬にも副作用はありますが、よく効く薬ほど副作用があります。効かない薬は副作用が少ないのです。「毒にも薬にもならない」とはよく言ったものだと思います。

さてｔ－ＰＡの最も多くてこわい副作用は先ほども述べた出血です。ｔ－ＰＡを使わなくても、脳梗塞の患者さんはしばしば、急激な血流回復によって耐えきれなくなった血管壁が破れて出血を起こします。これは「出血性梗塞」と呼ばれ、発症直後から２～３週間程度は気をつけて経過観察しなければなりません。出血がわずかであれば、場所によっては、先に脳出血で見たように手術しないで処置しますが、ｔ－ＰＡを使用した患者さんでは血液が凝固しにくくなっていることもあり、大量出血で命を落とすことさえあります。

アメリカでの経験では症状が悪くなった出血例は６・４％、そのうち死亡例は２・９％、わが国では症状悪化をともなう出血性梗塞は５・８％、そのうち死亡例は０・９％でした。この症状悪化をともなう出血性梗塞は、血圧の高い人、血糖が十分コントロールできない人、意識状態の悪い人で起きやすいことがわかっており、このような危険性が高い人にはｔ－ＰＡ治療はおこなえません。

いずれにしても、ｔ－ＰＡは、状態がよほど軽いか重いかの患者さんでは使用しないほうが無難です。中等度の症状であれば、また出血に対応できる設備の整った施設であれば、試す価値のある治療法だと考えています。

ＩＣＵでのチェック

ｔ－ＰＡの用意をする間にＣＴに続いてＭＲＩを撮影し、梗塞を起こした場所を確認しました。ＭＲＩが終わったころに、患者さんの家族が到着しました。

「ご家族の方ですか？」

「はい、妻と娘です。いかがでしょうか？」

「ＭＲＩを撮りました。脳梗塞です。心房細動という不整脈によって心臓の中に血液のかたまりができ、それが脳の血管に流れていって詰まったと考えられます。左の中大脳動脈という重要な血管が詰まり、そのために右手足が動かず、こちらの言うことも理解できず、まったく言葉も出せない状態です」

「治るでしょうか？」

「可能性はあります。まだ時間があまり経っていないのでｔ－ＰＡという薬で血栓を溶かすことができるかもしれません。危険はありますが、やってみたいと思います。ただ合併症として出血がこわいです。しかしご主人の場合、ｔ－ＰＡを使えば元通り、あるいはそれに近い状態まで回復する可能性も十分にあります」

「先生におまかせします」

「これから血液検査などをして、ｔ－ＰＡが使えるかどうかを判定します。結果を待つ間にもう少しくわしくお話ししましょう」

血液には問題なかったため、奥さんと娘さんから同意をいただき、ｔ－ＰＡ治療をおこなうことになりました。

13時ちょうどにＩＣＵに入室。13時05分、ｔ－ＰＡの静脈注射を開始。発症からおよそ1時間40分。体重から計算した５・５㎖を注射で早送りした後、残りの49・６㎖をゆっくり点滴します。一時間で終わり、しばらくすると右手足の動きが出てきました。言葉はまだ出ません。

16時。発症からおよそ4時間40分。ＣＴおよびＭＲＩで再検査したところ、左中大脳動脈の血流は再開していました。血栓は溶解されたようです。あとは出血さえ起こさなければよくなるだろうと希望が膨らみます。

検査が終わってＩＣＵへ戻り、痛みはありますかと声を掛けるとそれまでは言葉にならず「ウーッ」としか言えなかったのが、「はい、痛い」と返事が返ってきました。言葉が戻ったのです。奥さんも娘さんも涙ぐんでいます。

19時。右手の握手にも応じられるようになり、右下肢立膝もできました。言葉はまだ不十分です。「うんうん、わかる」とは言いますが、質問には答えられません。

翌朝7時。「わかるんだけど。えーと、えーと」と意識が多少混濁している様子です。

11時。ほぼ意識清明となり、氏名・年齢・生年月日も答えられるようになりました。家族と面会し、ほとんど普通に会話できています。右手の力も戻りました。

ＩＣＵは病院の中でも一番居心地のよい場所です。温度と湿度が一定に保たれ、しかも一般病室よりもずいぶんと広いゆったりした作りになっています。患者さんの数に対してナースの人数も多いので、きめ細かい看護を受けられることも心地よく感じられるのでしょう。

ｔ－ＰＡを使用する患者さんはＩＣＵに入院し治療することに決めています。それは最初の１時間は15分ごとにバイタルサインのチェックをすると決められており、投与後１時間から７時間は30分ごと、投与後７時間から24時間まではは１時間ごとにチェックします。つまり、ｔ－ＰＡを投与してから24時間は投与開始前を含めると34回もの診察やバイタルサインのチェックが必要であり、ＩＣＵで専属ナースがつきっきりとなるわけです。

この患者さんも入院４日目には歩いてトイレに行けるようになり、一般病棟の個室に移ってしばらくリハビリした後、退院し、順調に仕事に復帰されたそうです。

脳梗塞にくわしくなろう

さて、脳卒中には、先に述べた血管が切れたり破れたりする脳出血・くも膜下出血、そして脳の血管が詰まる脳梗塞があります。この三つが代表的な脳血管疾患と呼ばれるものです。

脳卒中の状況は、この10年から20年で大きく様変わりしました。というのも、高血圧の治療が進んできたおかげで脳出血はかなり減らすことができているからです。１９６０年ころには脳卒

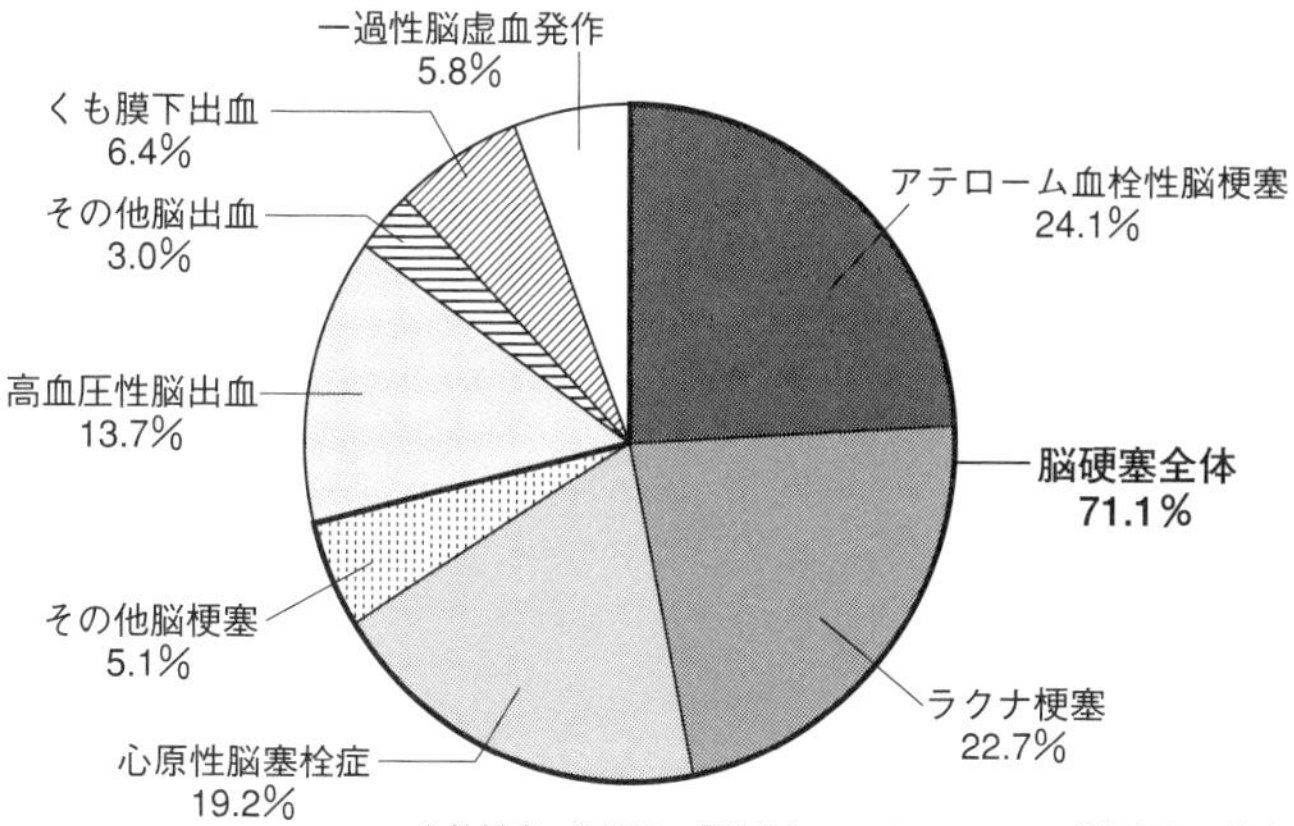

小林祥泰、大櫛陽一『脳卒中データバンク2009』をもとに作成

図1－6　脳卒中病型別の患者の割合

中で亡くなる方のうち、4分の3は脳出血が原因でした。2000年以降、この割合は4分の1に減っています。これは高血圧の定義がきびしくなり、早いうちから降圧剤を内服するように考え方が変わってきたことが大きく貢献していると思います。高血圧がなぜいけないか、降圧剤にはどんな種類があるのか、第5章でくわしく説明します。

しかし一方で食生活の欧米化によって、脳梗塞が増えてきており、脳卒中全体の7～8割を占めるまでになってきました。

カナダの内科医ウイリアム・オスラーは「人は血管から老いる」と言っていますが、脳卒中や心筋梗塞などの血管の病気は世界の死因の30％近くを占め、がんや感染症を上回り、世界の死因の第1位となっています。わが国の脳卒中による死亡者は年間約13万人、死亡率だけならばがん、心臓病、肺炎についで第4位です。2011年に脳卒中と肺炎が入れ替わりました。ただ脳卒中で寝たきりになった患者さんが、その後肺炎で亡くなるケースが増えているのも事実です。脳卒中が第4位に低下したのは、われわれ脳外科医ががんばってきた成果だと喜んではいられません。死亡率は確かに低下しましたが、それだけ寝たきりの患者さんを増やしたともいえます。胃に直接栄養を入れることができる胃ろう造設術は、今や年間14万件を超えており、食べなくても生きられる時代となっています。

さらに、死亡と身体障害の原因として合計すると、脳卒中は日本を含むすべての先進国で圧倒的な第1位となっています。つまり脳卒中は助かっても何らかの後遺症を残すことが多く、患者さんと家族にとってはもちろんのこと、社会全体にとっても深刻な問題といえるのです。

昔は診断機器もなかったため、脳出血か脳梗塞かもわからず、脳卒中で倒れても、安静にして動かしてはいけないとされていました。ところが１９７２年にＣＴが発明されてからは脳の様子をみることができるようになり、診断・治療は飛躍的な進歩を遂げたのです。いまでは「安静にして動かしてはいけない病気」から「1分1秒でも早く設備の整った専門病院を受診し、早期に治療を始め、早期にリハビリを始めるべき病気」に変わってきました。

１９７５年（昭和50年）に脳卒中で倒れた佐藤栄作元首相が、築地の料亭で倒れたまま4日間様子をみていて慈恵医大病院へ搬送するのが遅れたのは、当時はまだ、脳卒中は動かしてはならないと考えられていたからです。２０００年（平成12年）に脳梗塞で倒れた小渕恵三元首相はただちに順天堂大学医学部附属順天堂医院へ運ばれたことからも、脳卒中に対する対応が時代によ

血栓溶解	目的	血栓を溶解し血流を再開させる	
	薬剤	t-PA	発症 4.5 時間以内
		ウロキナーゼ	現在はほとんど使われない
抗凝固	目的	血液が固まるのを防ぐ、凝固因子の働きを抑える	
	薬剤	アルガトロバン	発症 48 時間以内
		ヘパリンナトリウム	心原性脳塞栓症に用いる
抗血小板	目的	血栓ができるのを防ぐ、血小板の働きを抑える	
	薬剤	オザグレルナトリウム	発症 5 日以内 主にラクナ梗塞に用いる
脳保護	目的	神経細胞の破壊を抑える	
	薬剤	エダラボン	腎不全患者には使用困難
血液希釈	目的	血液の粘り気を抑える	
	薬剤	低分子デキストラン	主にラクナ梗塞に用いる
抗浮腫	目的	脳の腫れを抑える	
	薬剤	グリセロール	重症・中等症に使用

脳梗塞急性期の治療法。t-PA も含め、すべて基本的に点滴静脈注射で投与される。内服薬もある。リハビリもこの時期に始めたい。

って変わってきたことがわかります。ただ2000年当時は、まだ脳梗塞にｔ－ＰＡ治療はおこなわれていませんでした。

現在では、発症から４・５時間以内に使える薬、48時間以内に使える薬、５日間以内に使える薬があり、早く診断がつけばそれだけ治療の選択肢も拡がり、元通りのからだに回復するチャンスがあるのです。主な治療法を上の表にまとめました。

なるべく早く病院を受診できるように、これからさらにくわしく脳梗塞について知識を身につけていただきましょう。

脳梗塞の三つのタイプ

脳は神経細胞の集まりで、からだのすべての場所に指令をおくっています。そして脳がその働きを十分にこなすためには、十分な酸素と栄養が必要です。この酸素や栄養は血液が運んでいますが、脳には１

000億個以上もの神経細胞があり、ほかの臓器に比べると5~10倍もの循環血液を必要としています。脳の血管が詰まると血液が行き渡らなくなり、酸素と栄養が不足して、その血管に養われていた脳細胞は死んでしまいます。そして二度と生き返ることはないのです。

症状は詰まった血管の大きさと場所によって決まります。大きな血管や生きていく上で大切な血管が詰まれば、命にかかわります。小さな細い血管で、それほど重要な機能を持った場所でなければ、詰まってもわからずじまい。これが無症候性脳梗塞、別名「隠れ脳梗塞」となるわけです。

脳の動脈が詰まる理由は、脳の血管に原因がある場合と心臓に原因がある場合があります。脳の血管に原因があるものとして、「ラクナ梗塞」と「アテローム血栓性梗塞」があります。この二つをあわせて「脳血栓」といいます。心臓に原因があるものを「心原性脳塞栓」といいます。以下に解説します。

①ラクナ梗塞

「ラクナ」とは、小さなくぼみという意味で、直径1・5㎝以下と定義されています。ごく細い血管が詰まりますから、症状も軽いことが多いのですが、手足を動かす大事な場所であれば、小さくても手足がまったく動かないといった重い運動まひが出現することもあります。

脳の太い動脈から次第に細い動脈へと枝分かれしていった先の「穿通動脈」と呼ばれる細い動

脈があります。高血圧だと血液の高い圧力に負けまいとこの血管の壁が次第に厚くなり、血管の内側が細く狭くなって、ついには詰まってしまうわけです。

一つだけならば症状は軽いこともありますが、いくつかのラクナ梗塞が重なって起こると、多発性ラクナ梗塞といって、認知症となる場合もあります。

わが国ではもっとも多いタイプでしたが、最近はほかの脳梗塞が増えてきたことから3分の1程度に減ってきました。原因は高血圧によるところが大きいとされています。

②アテローム血栓性梗塞

食生活の変化とともに増えてきたタイプです。首の血管（頸動脈）や脳のある程度太い動脈の動脈硬化が原因と考えられています。コレステロールなどが血管の壁のなかに入り込んで「アテローム」というおかゆ状のかたまりができ、そのために血管の壁が厚くなり血液が流れる内側が狭くなってしまいます。これが次第に進んで、ある日詰まってしまうのです。

しかし、このような詰まり方は約1割程度と考えられており、実際にはアテロームが破裂して、そこへ血小板が集まってきて血塊ができ、詰まってしまうことが多いと思われます。また、頸動脈など太い血管に動脈硬化や潰瘍ができて、そこにできた血栓が流れていって、より細い血管が詰まる場合もあります。このようにアテローム血栓性梗塞はいくつかの起こり方があるようです。

動脈硬化が少しずつ進んでいく場合、周囲の血管が代わりとなる血管（バイパス）をつくって血流が保たれるので、症状がまったく出ない場合もあります。たまたま検査したら頸動脈が詰まっていた、でもまったく症状はなく、いつ詰まったかもわからない、といったケースもときに経験します。このような人では、バイパス血管でようやく脳の血流が保たれている状態ですから、小さな脳梗塞でも重大な症状を引き起こす場合があり、要注意です。

③心原性脳塞栓症

脳の血管にできた血栓ではなくて、心臓にできた血栓が原因の脳梗塞です。元巨人軍監督の長嶋茂雄さんがこの病気で倒れ、よく知られるようになりました。

不整脈の一種である心房細動が起こると心臓の拍動が乱れ、心房内の血液の流れが滞って、血のかたまりができることがあります。これが脳まで流れていって血管に詰まるのが脳塞栓です。脳血栓とはちがって、突然に脳の血管に流れ込んで詰まるため、バイパスがつくられる時間的余裕がなく、太い血管が詰まって大きな脳梗塞になることも多くなります。また心臓の機能も悪いことが多く、より重篤な患者さんが多いといえます。

突然血液の流れが途絶えると、からだの中で血栓を溶かそうとする働きが活発となります。患者さんの60％くらいは自然に血栓が溶けたり流れ去ったりして、脳の血流が再開します。数時間以内に血流が再開すれば症状も改善する場合もありますが、時間が経ってから血流が再開した場合は弱くなった血管に急激に血液が流れ込むため、血管の壁が耐えきれなくなって破れてしまい、脳出血を起こすこともあります。これは「出血性梗塞」といい大変危険です。水道管なら詰まればまた流れるようにすればいいのですが、脳の血管はそう簡単にはいきません。

脳卒中で心臓の検査をすることが多いのは、脳梗塞と心筋梗塞はどちらも血管の詰まる病気だからです。どちらかが発症すればもう一方にも梗塞が起こる可能性が高いので、対策が必要となります。最近では脳の血管、心臓の血管に加えて下肢など末梢の血管の三者をひとつながりのものとみなし、統一した疾患として対応しようとする考え方が主流となってきています。

脳梗塞は朝が危ない

脳梗塞の起こりやすい時間帯があります。

血圧は1日のうちで刻々と変わり、昼間は高く夜は下がる傾向にあります。一般的には深夜の3時ころが最も低くなり、その後上がり始めます。この上がり始めたときに、血小板の機能がもっとも活発になり、血液が固まりやすくなるのです。このことから、ラクナ梗塞とアテローム血栓性梗塞は寝ているあいだに起きやすいと考えられます。とくに早朝に血圧が高い人や夜間の血圧が下がらない人が危険と考えられています。

一方、心臓にできた血栓は急に動いたときに剝がれやすいとされ、朝起きてすぐに心原性脳塞栓が多いのはこうした理由によると思われます。

脳の構造と役割

脳はからだのなかでも非常に特殊な臓器です。

その特徴の一つは、多機能性です。からだのほかの臓器は、胃なら消化、肺は呼吸、肝臓は解毒と代謝などおおむね役割が決まっています。ですから、これらの臓器はたとえ半分切除されたとしても何とか機能を果たすことができます。

いっぽう脳は、全身にはりめぐらされた神経から、見る・聞く・触れる・熱い・痛いなどの感覚を受け、それに応じた対応を指示します。呼吸・拍動・消化・排泄・体温調節など私たちが意識しないところで臓器の機能調節もしています。つまり脳は、からだの司令塔として各臓器が果たしている働きすべてにかかわっていると言ってよいでしょう。その働きぶりはコンピュータ数億台分ともいわれます。

これだけの仕事をこなすために、脳は部位によって細かく役割が分かれています。「機能の局在」と言いますが、たとえば物を見たとき、色を感知する部分、形を感知する部分、動きを感知する部分と細かく分かれているのです。さらには、その物の名前を思い出す部分、その名前の意味を理解する部分、その物が自分にとって危険かどうか判断する部分などもあります。脳卒中の症状が人によって多種多様に異なるのは、このように役割が細かく分かれていて、どの部分の神経細胞が障害されたかによってちがうからです。

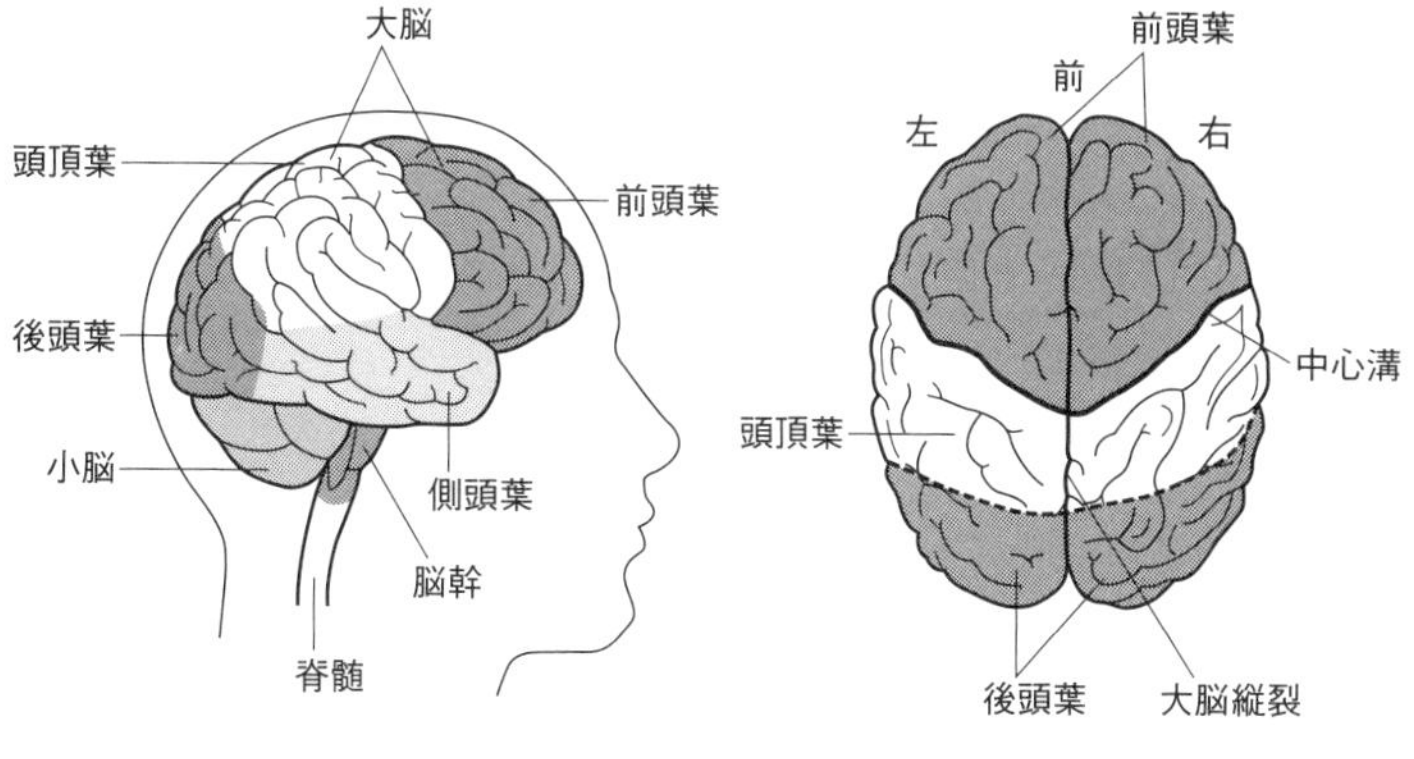

図1－7　脳の構造

細かく見ればキリがありませんから、脳卒中と深くかかわる部分を中心に脳のしくみと役割をざっくり見ていきましょう。

脳は大きく「大脳」「間脳」「小脳」「脳幹」に分けられます（図1－7左）。

頭蓋骨を開けて、脳を上から見ると最初に見えるのは「**大脳**」で、左右二つの半球に分かれ、ほかの部分にすっぽり覆いかぶさるようになっています（図1－7右）。大脳の左半球はからだの右半分の感覚や行動を、右半球は左半身の感覚や行動をつかさどっています。脊髄へつながる延髄で多くの神経線維が交叉しているので左右が逆になるのです。

さらに「中心溝」で前方と後方に分けられます。この中心溝に沿って、からだの各部分の運動や感覚をつかさどる機能があります。

大脳の表面にはしわがあります。これがいわゆる「脳のしわ」で、専門的には「脳溝」と呼びます。しわを全部広げると新聞紙一枚くらいの大きさになります。この表面に近い部分は「大脳皮質」と呼ばれます。

中心溝より前方は「前頭葉」で、思考・判断などの知能をつかさどっています。後方は「頭頂葉」「後頭葉」に分かれ、頭頂葉が空間の認識、後頭葉は視覚に割り当てられています。「側頭葉」は聴覚・言語・記憶に関わっています。

大脳皮質の下には「大脳辺縁系」があります。情動脳とも呼ばれ、食欲・性欲などの本能的な欲求、不安・恐怖・快不快などの感覚をつかさどっています。

その奥、底のほうに「大脳基底核」があります。からだの各部分を動かしたり、筋肉の緊張を調節しています。ここには細い動脈が走っていて、脳出血・脳梗塞がもっとも起こりやすい部分です。

側頭葉の陰に隠れて図では見えませんが、脳幹の上方は「間脳」と呼ばれます。ここには「視床」と「視床下部」という非常に重要な部位が含まれます。視床は感覚を伝える中継点の役割、視床下部は、呼吸や消化、体温調節などの働きをもつ自律神経を調節しています。

大脳の後方下に「小脳」があります。動作をスムーズにおこなうための協調やバランス感覚をつかさどっています。小脳は大脳の十数％の大きさしかありませんが、大脳皮質の神経細胞が140億個ほどであるのに対し、小脳には1000億もの神経細胞があると言われています。大脳よりもしわがきめ細かいのも特徴です。

脳梗塞の症状

駆け足ですが、脳卒中で起こる障害に関係の深い脳の部位を見てきました。あらためていかに多くの機能に分かれているか、漠然とでもつかんでいただけたでしょうか。これらの部位がたがいに連絡を取り合って脳として働いています。

脳の重さは成人でだいたい1・2〜1・6kg、体重の約2％です。これだけの重さしかないのに、脳が消費するエネルギーは全身の約20％を占めます。ですからエネルギー不足でもっとも大きなダメージを受けるのは脳です。本書の冒頭で「まずは呼吸の確保」と書きましたが、たった8分間の呼吸停止で機能停止にいたるほど、脳は繊細なのです。

その脳のすみずみにまで栄養と酸素を行き渡らせるため、脳には血管が張りめぐらされ、大量の血液が流れ込んでいます。心臓が送り出す血液のうち、約15％が脳にいくと考えられています。主な経路は、頸動脈と椎骨動脈で、少しずつ細い動脈に枝分かれしながら、脳全体にわたっています。このうちのどこの流れが詰まってしまうか、滞ってしまうかによって、現れる症状や程度が異なります。太い動脈が詰まれば、その先に甚大な影響が生じることは容易に想像できるでしょう。

私たち脳外科医にとって、発生している症状はどの場所に梗塞があるのかを推察する目安になります。しかし患者さんからすれば、たとえば目が見えなくなれば目がおかしい、腕がしびれれば腕が変だなと考えてしまいがちです。脳梗塞でどんな症状が起こりうるか、以下にまとめました。いくつかの症状を併せて発症することもよくあります。こんなにいろいろあるのだと知っておくだけで、実際に症状が出たときの対応がちがってくると思います。

①運動障害（片まひ）

からだの各部位を動かす「運動中枢」は大脳皮質にあります。ここから手足までつながる運動神経は、内包・中脳・橋・延髄を通過します。ですから、これらのどの部位が障害されてもまひが出ます。脳梗塞の代表的な症状です。左脳が障害されると右半身に、右脳が障害されると左半身にまひが起こります。程度に差はありますが、片側半身だけに、腕にも脚にも症状が出るのが特徴です。

②感覚障害（知覚障害）

痛み・触感・熱い冷たい・位置体位の感覚など、いろいろな感覚・知覚に異常が生じ、「感覚が鈍い」「しびれる」といった感じがします。感覚神経は運動神経とならんで走っているため、まひといっしょに起こることが多く、やはり障害された脳と反対側に起こります。

③構音障害

いわゆる「ロレツがまわらない」「舌がもつれる」という発音障害のことです。話す内容は問題ありません。くちびる、舌、のどの動きが悪くなるために起こります。これらの部分は脳の左右両方の支配を受けているので、左右両方の大脳の障害や脳幹の障害で現れます。

④失語症

ことばの中枢である「言語中枢」の障害で起こります。言いたいことが言葉として出てこない「運動性失語」と、相手の言うことが理解できない「感覚性失語」があります。またこの両方を合併すると、しゃべれない、相手の言うこともわからない「全失語」の状態となります。リハビリでは言語聴覚士（ＳＴ）が訓練しますが、重症だと非常に苦労します。

多くの人で、言語中枢は左大脳半球にあります。したがって失語症は左半球の障害で起こることが多く、右の片まひをともなうことも多いので、一般に左半球が障害された患者さんのほうが日常生活への支障が大きくなります。

⑤視覚障害

大脳のうしろ、後頭葉に「視覚中枢」があり、わたしたちが目で見たものが何であるかは後頭葉で判断しています。この後頭葉に梗塞が起こると、障害された側の反対側の視野が欠けて見えなくなります。これを「半盲」と呼んでいます。たとえば右の後頭葉の障害では、左側の視野が欠けて見えなくなります。障害部位の大きさ・程度により4分の1盲など欠ける程度もさまざまです。脳幹の梗塞では「複視」といってものが二重に見えることがあります。

⑥半側空間無視

見えているはずなのに無視してしまい、食事の際に片側だけまったく箸をつけていないことなどで気が付くことがあります。一般には右側の頭頂葉の広範囲の障害で起こり、視野の左側のものを無視してしまいます。

⑦失行

普段できていた行為ができない状態をいいます。たとえば、歯を磨く、服を着る、など手足のまひもないのに日常的な動作ができなくなるのです。大脳深部の脳梁と呼ばれる部分などの障害で起こります。

⑧失認

見る、聞く、さわるなどの感覚には障害がないのに、見たりさわったりしたものが何であるかを認識できない状態をいいます。中大脳動脈領域の障害で起こります。

⑨めまい

小脳の障害で起こり、吐き気や嘔吐をくり返します。ただ、めまいだけでは脳卒中ではない疾患も多く、専門医に早くかかることが大切です。なお、脳梗塞では頭痛をともなうことはまれで、この点はよく誤解されているようです。

⑩失調

小脳や脳幹の障害では、力は入るのに、ふらふらして立てない、歩けない、歩くと千鳥足になってしまう、といった状態があります。転倒して頭を強く打った場合、頭を打ったことが原因によるふらつきなのか、そもそも脳梗塞による失調が原因で転倒したのか、わかりにくいこともあります。

⑪意識障害

脳の広範囲な障害や脳幹の障害では、意識がもうろうとして意思の疎通がとれなくなることがあります。ボーッとした状態から昏睡状態までその程度はさまざまで、意識障害が強ければ重態といえます。

これらの症状は、梗塞が迅速に解消されてうまく血流が戻れば徐々に消えますが、後遺症として残ることもあります。障害の程度にもよりますが、できるだけ早くリハビリを始めることによって回復度も大きいことをあらためて述べておきたいと思います。

隠れ脳梗塞と前ぶれ

隠れ脳梗塞とは偶然に見つかった脳梗塞をいい、正確な名称は「無症候性脳梗塞」です。その名の通り、症状がなく、たまたま検査で見つかる脳梗塞のことで、場合によっては「抗血小板薬の内服を始めないと脳梗塞になりますよ」とおどされて服用を始める患者さんも多いことと思います。

しかし実は、脳梗塞のように見える「まがいもの」もあり、神経内科医や脳神経外科医でも判断に苦慮することがあります。このような場合は半年後あるいは1年後にCTやMRIの再検査を受け、脳梗塞かどうか、増えてきてはいないかなど慎重に見きわめてから服用を始めたほうがよいと思います。抗血小板薬にも副作用があるのですから。

こうした無症状のものがある一方、脳梗塞の中には一時的な症状があり、数分から数時間で症状がケロッとなくなってしまう「一過性脳虚血発作」というのがあります。「片側の手足に力が入らない」「片側の手足がしびれる」「ロレツがまわらない」「片方の目が真っ暗で見えなかった」など、前項に挙げたような症状が突然起こり、また突然消えてしまうのを一過性脳虚血発作と呼んでいます。

これは、一時的に脳の血流が低下し、その低下した部分の機能に障害が生じていると見られ、脳梗塞の前ぶれと考えられています。血流低下の原因は頸動脈などにできた血栓が剝がれて流れていき、脳の血管に詰まるためです。しかし出来たての小さな血栓なら、柔らかくて自然に溶けてしまい、血流が再開して症状が消えてなくなると考えられます。

ところがこれを放っておくと、本物の脳梗塞になってしまうことがあり、その確率は30％程度といわれています。軽い一過性脳虚血発作は見逃されがちですが、この時点で専門医を受診することが大切です。

4　頸動脈狭窄

一過性脳虚血発作から発覚

ある朝、不安そうな様子で奥さんに付き添われて中年男性が外来の診察室に入ってきました。問診票によると、右手足にしびれた感じがあるとのこと。

「寺内さんですね。右手足のしびれはいかがですか?」

「はい、いまは何ともありません。昨夜、右半身がしびれて動かなくなりまして。でもすぐに元に戻ったので様子をみていたんですが、実は1週間前にも似たようなことがありまして。それで家内も病院へ行かなくちゃいけないと申しますもんで」

「わかりました。1週間前も昨夜と同じ右半身がしびれて動かなかったんですね?　時間的にはそれぞれどれくらいでしたか?」

「そうですね。1週間前は5分くらい、昨夜は10分くらいだったと思います。そのあとはまったく何ともないんです」

「昨夜の様子をもう少しくわしくお話し願えますか」

「きのうは夕食が遅くなってしまって10時ころでしたか。そのあと酒を少し飲んでたんですが、急にぐい飲みを落としちまいましてね。右手に力が入らなくて。おかしいなと思ったら、右足も力が入らなくて。家内を呼ぼうとしたんですが、しゃべれないんですよ」

「しばらく続いたんですね」

「そうです。どうしようかと思ってたら、自然としびれもとれて、力も入るようになって、トイレまで歩いていったんですが、右足が変でした。頼りない感じで」

「奥さん、どうですか？　10分くらいで戻ったようですか？」

「そう思います。でもちょっと右手は使いにくいようでした。大体、たばことお酒が過ぎるんですよ、この人は。一時は減らしてたんですけど、最近また、たばこもお酒も増えてきたように思います。やはり病気でしょうか？」

「一過性脳虚血発作といって脳梗塞の前ぶれの可能性があります。診察のあと、頭部ＣＴ検査をしましょう」

まずは血圧測定をし、診察をしました。脳外科の診察は、12対ある脳神経のチェック、手足にまひがないか、しびれはないか、ロレツ難はないか、ふらつきはないか、などといった神経学的検査をおこないます。診察のあと頭部ＣＴを撮りましたが、隠れ脳梗塞などの異常所見は認められず、心電図をとり血液・尿検査をし、ＭＲＩを予約して、この日は帰ってもらいました。同じような発作があれば、すぐに連絡をくださいと伝えました。

１週間後、ＭＲＩでは異常は認められませんでしたが、ＭＲＡといってＭＲＩを用いて血管を撮影した画像で左内頸動脈の狭窄が認められ、これが一過性脳虚血発作の原因と考えられました。ただ、ＭＲＡの画像ではまだ詳細な血管の状態がわからないため、一度入院してもらい、頸動脈や脳内の血管の状態や脳の血流をくわしく検査し、頸動脈狭窄を取り除く手術が必要かどうかを判断することにしました。

頸動脈狭窄症とは

首の側方を指で押さえると脈を触れることができます。これが左右の総頸動脈です。これと首の骨（頸椎）の中を通っている左右の椎骨動脈と計４本の動脈によって、脳は心臓から血液の供給を受けています。

この頸動脈の分岐部分の血管が動脈硬化によって狭くなり、脳血流の低下をきたしたり、ここから剝がれた血栓が脳の中で詰まって脳梗塞を起こすことがあります。これを頸動脈狭窄症といいます。昔は、欧米人に多い病気でしたが、食生活の変化などにより日本人でも徐々に増えています。

症状としては、血流量が減少した場合には、立ちくらみや揺れるようなめまいを感じます。脳塞栓と同じような症状が出ることもあります。また、狭窄部分には、脳梗塞のところで説明したアテロームというかゆ状のかたまりができており、このアテロームが破裂して脳の血管に流れ込み、詰まることもあります。この血栓が頸動脈から眼に流れる眼動脈に入って詰まると片側の視界が真っ暗になり、ものが見えにくくなったり、時に眼の奥の痛みを訴えることもあります。これを一過性黒内障といって、頸動脈狭窄症ではよくある症状といわれます。

一過性脳虚血発作で見つかることが多いのですが、症状がなく脳ドックなどで偶然に見つかる場合もあります。放っておけば脳梗塞にいたる可能性も高いので、狭窄の程度によっては外科的な治療が必要となることもあります。

脳血管造影検査

入院した寺内さんには、まず脳の血流を調べるSPECTという検査をしました。すると左の前頭葉を中心に血流量の低下が認められました。さらに血管を拡張させる薬を静脈注射して血流の変化を調べます。血管を拡張すれば当然、血流量は増えるはずです。これを予備能力と呼びますが、この検査でも十分な血管拡張が得られず、予備能力が低下している、つまり左内頸動脈の動脈硬化が進んでいることが疑われます。

一般的な血液検査でも軽度ながら糖尿病を、また中等度の脂質異常症を、それに尿酸の値が高い痛風との結果も判明し、喫煙、飲酒習慣のほかにも脳卒中の危険因子をたくさん持っていることが明らかとなりました。

そこでさらに脳血管造影検査をすることになりました。MRAは造影剤を使いませんが、こちらはカテーテルというテフロン製の細い管を用いて目的の血管に造影剤を注入し、写し出す検査です。血管の様子がかなりくわしくわかるので、脳神経外科ではよく使われます。高齢者で動脈硬化を起こしていると、カテーテルを進めるのがむずかしい場合がありますが、いまでは検査器具も向上して一時間ほどですむようになりました。

寺内さんには右の手首からカテーテルを入れて、造影剤を入れることになりました。

「注入された造影剤の刺激で頭の中や顔にほてりを感じることがありますが、一時的なものですから心配はいりません。それから、頭痛や胸の痛み、吐き気、めまい、手足のしびれや脱力感や冷感、ロレツがまわりにくかったりなど、からだに何か異変を感じたら、遠慮せずにすぐに知らせてください」

この検査で、左内頸動脈の起始部に90％という高度の狭窄が認められ、反対の右内頸動脈も50％と中程度の狭窄が見つかりました。

外科手術か、内服治療か

翌日、寺内さんに検査結果の説明をしました。狭窄がひどいので、ここまま放置しておくと脳梗塞を起こす可能性が高いこと、内服薬治療よりも「頸動脈内膜血栓剝離術（ＣＥＡ）」と呼ばれる外科的治療のほうが脳梗塞を防ぐ確率が高いことを説明しました。

「このＣＥＡは全身麻酔でおこないます。狭窄を起こしている内頸動脈を切開して、顕微鏡を用いて血管の内膜・中膜を丁寧に剝離して、アテロームというかゆ状のかたまりを取り除いてやります。つまり血管の壁の中にたまった不要なものをこそぎ取るわけです。そのまま細い糸で縫い合わせるか、パッチという人工血管を当てて、切開した場所を拡張させて閉じる方法があります」

欧米では多くの病院が連携して調査をおこない、一過性脳虚血発作か軽い脳梗塞を起こした患者さんを対象に、内服薬治療と外科的治療のどちらが有効か、その後2年間の脳卒中発生頻度に差があるかどうかなどを調べています。すると狭窄率が70％を超える場合には、外科治療が長期にわたって脳梗塞を予防する効果があると認められたのです。

「そんなに大がかりな手術が必要なんですか」

「もうひとつ、頸動脈ステント留置術（ＣＡＳ）という治療法もあります。こちらは切開せずに、昨日の血管造影検査と同じようにカテーテルを入れて、血管の狭くなったところにステントという金属製の網状の筒を入れるものです。麻酔のリスクが高い患者さんなどにはこちらで処置することもあります。２００８年から保険が適用できるようになりました。ＣＥＡと同程度の効果がありますが、時間が経つとまた狭くなってしまうという問題などもあり、第一選択としてはＣＥＡを勧めています」

寺内さんは神妙な顔をして肯いていましたが、まだ不安な様子です。とりあえず血栓予防に抗血小板剤を処方し、退院してご家族で話し合ってもらうことにしました。

後日、奥さんと二人で来られた寺内さんは、ＣＥＡを選ばれました。術後の経過もよく、脳血流ＳＰＥＣＴ検査でも左側の血流・予備能力は正常化していました。

この章では代表的な脳血管疾患を取り上げてきました。脳血管疾患、すなわち脳卒中はたいへん医療費がかかります。寝たきりになる患者さんや介護を要することになる方も多く、心臓病の医療費の倍以上を要しています。高齢者医療費としては第1位、患者数も増える一方で、２０２０年には３００万人に達すると考えられています。

年齢を重ねれば血管の老化は避けることができませんが、脳卒中は防ぐことができます。その予防に必要な10カ条については第5章でご説明しましょう。

第2章

知っておきたい頭痛三兄弟

頭痛は全部で230種類以上！

私の外来を訪れる患者さんで何と言っても多いのは「頭痛」の患者さんです。幼稚園児からお年寄りまで、幅広く頭痛の患者さんはいます。ほとんどの方は薬局で頭痛薬を買い、薬剤師さんの勧めであれこれと考えられる治療法を試しているようです。

しかし治らないのが頭痛。「頭痛が〝頭痛の種〟だ」などとおっしゃる方もいるくらいです。統計によると、慢性的に頭痛で悩んでいる方は日本でおよそ3000万人、約30%が頭痛もちということになります。

頭痛とひと言で言ってもその症状はさまざま、原因もさまざまで細かく分ければ230種類以上になると言われますが*、その代表格が「片頭痛」「緊張型頭痛」「群発頭痛」の三つです。これを私は頭痛三兄弟と呼んでいます。

わが国では、医師の頭痛に対する関心が低く、医学教育がとても遅れています。学生は医学部の講義で「放っておくとこわい頭痛」は熱心に教えられますが、「こわくはないが放っておけない頭痛」は放っておかれています。つまり、脳出血や脳腫瘍の場合の頭痛は熱心に勉強しますが、慢性頭痛や機能性頭痛と呼ばれるそれ以外の頭痛は、脳外科医と一部の内科医がくわしいだけのようです。しかもその脳外科医や内科医でさえ、忙しさにかまけて、「頭痛なんかで医者に来るな！」とか「放っとけば治るよ」「異常はない。心配ない」などと無責任なことを言って、おかげで患者さんはまた別の医者にかかるという悪循環をくり返しているのです。

まずは親身になって患者さんの訴えを聞き、脳出血や脳腫瘍などの器質的疾患の有無をチェックし（頭部ＣＴ、ＭＲＩなど）、機能性頭痛であれば、緊張型頭痛か片頭痛かを見きわめ、懇切丁寧に説明することが重要だと考えています。この説明で納得できれば、半数くらいの患者さんは安心し、それだけで頭痛が治ってしまう方もおられます。

「器質的疾患」という言葉が出てきました。器質的疾患とは、出血や腫瘍など脳自体に異常がある場合で、これらはさらにくわしい検査を必要とします。場合によっては入院や手術が必要になるでしょう。頭痛の患者さんの多くは、あまりに痛みが続くので、「脳梗塞ではないか？」「脳腫瘍があるんじゃないか？」などと、頭痛の原因を悪いほうへ悪いほうへと考えています。中途半端な知識で取り越し苦労をされている方のいかに多いことでしょうか。こういう患者さんの中には、検査をして脳には異常がないとわかると「先生、それなら薬はいりません。安心しました」という方もけっこうおられます。

頭痛には精神的な要素も確かにあり、腹痛や歯痛、生理痛とは異なる面があります。たとえば、嫌なニュースを聞いたりストレスを感じることがあると、頭痛がしたり、ひどくなる。しかし反対に、いい知らせを聞いたり楽しいテレビを観ていると、いつのまにか頭痛を忘れてしまってい

＊国際頭痛分類による（一般社団法人日本頭痛学会ウェブサイト参照　http://www.jhsnet.org/kokusai.html）。

る。精神面に左右されることがほかの痛みに比べて大きいのも事実なのです。とくに緊張型頭痛では、うまくストレス解消や気分転換ができれば治ることもしばしばです。

機能性頭痛はどういうしくみで起こるのか、原因はこれだ、と因果関係をはっきりと言うのはむずかしいのですが、正しい知識を身につけ、正しく頭痛と付き合い、対処法を身につけていきましょう。

1　片頭痛

寝込んでしまうほどの頭痛

昼前の外来へ素敵な女性が入ってきました。秋山景子さん、28歳。美人ですが表情は暗く沈んでいます。頭痛がひどくて、この三日間寝込んでいたとのこと。吐き気もあり食事がほとんどとれないといいます。

「秋山さんは以前からよく頭痛がするほうですか？」

「はい。中学生くらいからときどき。でもいつもではないんです。全然痛くない日が何カ月もつづくこともあります。でも毎日のように1週間くらい頭痛がつづいて休むこともあります」

「なるほど。どこがどんなふうに痛みますか?」

「こめかみが主です。右のこめかみがズキズキして、ひどいと吐いちゃいます」

「いつも右のこめかみですか?」

「右のこめかみが多いです。でも左のこともありますし、両側がズキズキしたり、もう頭全体が痛いようなときもあります。そんなときは起きていられません」

「脈を打つようにズキズキする痛みなんですね?」

「そうです。バクバクします。頭がどうにかなるんじゃないかと本気で心配することもあります」

「頭痛以外にはどうですか? たとえば肩がこったり、光がまぶしかったり、音が気に障ったりしませんか?」

「肩こりはひどいです。それからまぶしいというか、チカチカします。何かギザギザしたものが見えるときがあります。気持ち悪くて吐くこともあります」

「ギザギザしたものは、痛いときに見えるんですか?」

「どちらかというと痛くなる前に見えます。だんだん大きくなってきて、それからズキズキ痛み出すことが多いような気がします」

「薬は何か飲んでいますか?」

「市販の薬を飲みます。でも吐いてしまうことも多いので、あまり効いたように思えません。ひどいときは横になってじっと耐えています」

「かなり仕事に差し支えているようですね」

「はい。会社を休ませてもらうこともありますが、つづけて休むわけにもいきませんし。とてもつらいです」

「わかりました。ではこれから頭の検査をします。CTを撮った後、画像を見ながらまた説明しましょう」

片頭痛と緊張型頭痛のちがい

頭痛のうちで最も多いのは「緊張型頭痛」で22・3％、「片頭痛」は次に多く8・4％との統計がありますが、私はこの数値に疑問をもっています。というのも、これらの診断がむずかしいからです。実際には片頭痛の方はもっともっと多いのではないかと思っています。緊張型と片頭痛との両方をもっている患者さんもいるようです。

片頭痛の患者さんを性別でみると、男性が人口の3・6％、女性が12・9％。年齢別にみると、30代女性が最も多く約20％で、60代では女性8％に対し、男性0・5％と男女差は大きいとされています。*

緊張型頭痛は一般に、ストレス・肩こり・睡眠不足・運動不足・姿勢が悪いといった原因から生じると考えられており、痛む場所もさまざまで、多いのはこめかみ・後頭部・目の奥などですが、時によって場所が変わると訴える方もいます。

これに対し片頭痛は、「頭の片側がズキンズキンと脈打つように痛み、動くと痛みがひどくなり、吐き気や嘔吐、めまいが生じ、光や音に敏感になる」と説明されています。しかし長年患者さんをみてきていますが、そう簡単には割り切れません。この秋山さん同様、肩こりもある、頭の両側が痛む、あるいはズキズキとは限らないといった、緊張型なのか片頭痛なのか、判断に困るケースはかなりあります。

片頭痛に典型的なのは、「閃輝《せんき》性暗点《せいあんてん》」といって、目の前にキラキラ光るものが見え、そのあとに頭の片側がズキズキ痛くなるという症状だと言われます。これは「前兆のある片頭痛」です。しかし実際には前兆のない患者さんのほうが多く、前兆や予兆のある患者さんのほうが処しやすいと言えます。

そしてもう一つ言えるのは、緊張型頭痛は痛いけれども、何とか我慢して仕事にも行けるし、学校にも通えることです。片頭痛はひどいと寝込んでしまいます。このあたりも診断の決め手になります。

片頭痛の日常生活への支障度をみると、発作時に寝込んでしまう人は4%、ときどき寝込む人30%、寝込むまではいかないが日常生活が脅かされる人は40%で、実に74%の方が支障を感じて

＊ Sakai F., Igarashi H.,"Prevalence of migraine in Japan : a nationwide survey", *Cephalalgia*, 1997 ; 17 : 15-22.

います。ところが、仕事や学校をよく休むと答えた方は4・5%、時々休む方は27・5%しかいません。これは患者さんが休まずにがんばっているというよりも、片頭痛くらいでは休めない、病気とは言えない、と考えてしまっているのでしょう。そうした患者さんの感じている罪悪感も解いてあげなければなりません。

チカチカ、ズキズキの正体

秋山さんとCTの画像をいっしょに見ながら説明しました。

「CTでは異常はまったくありません。脳梗塞も脳出血も脳腫瘍もありません。ですから秋山さんの頭痛は片頭痛の可能性が高いと思われます」

「片頭痛ですか」

「そうです。片頭痛というのは血管からくる痛みで、脳の中のセロトニンという物質が関係していることがわかってきています。セロトニンには血管を収縮させる作用があるので、なんらかの刺激で血液中にセロトニンが増えると、血管が収縮して前兆が起こります。痛む前にチカチカ、ギザギザしたものが見えるとのお話でしたね？　あれが前兆で、閃輝性暗点と言います。視野の一部が欠けたり、だんだん大きくなるところが特徴です」

「たしかにその通りです」

「すると今度はセロトニンが不足して血管が拡張するので、ズキズキという拍動のような頭痛になるわけです。と、まあしかし、こういう学説もあるという程度で、実際のところわからない点も多々あります」

「治るでしょうか」

「頭痛の原因として考えられるものはたくさんあります。さきほどお話しした血管が収縮したり拡張したりというのはしくみで、どうしてそうなるのかはまだはっきりしていません。ですから症状がなるだけ出ないように抑えながら、避けるべきことや対処法を見つけていきましょう。時間はかかりますから、気長に考えてください。まずは痛み止めのお薬を処方しますから、痛くなったら早めに飲んでください。そして、頭痛ダイアリーをつけてください」

「頭痛ダイアリーって何を書けばいいんですか」

頭痛ダイアリーの効能

片頭痛と疑われる患者さんには頭痛ダイアリーを書くことを勧めています。書くべきことは、次のとおりです。

①頭痛が起こった日時は（曜日や時間帯に特徴はないか）
②痛みの強さとその後の経過は（重症度や持続時間）
③痛みの部位は（片側か両側か、眼の奥か、後頭部か）

④どんな痛みか（ズキズキするか、しめつけられるか）
⑤痛み以外の症状は（前兆、吐き気、光や音に過敏になる、肩こり）
⑥頭痛が起こったときの状況は（飲食物、天候、生理、睡眠、ストレスなど）
⑦薬を使用したかどうか（薬の名前、量、使用したタイミング、効果、副作用）
⑧薬以外の対処法は（冷やす、温める、マッサージ、寝る）
⑨生活に支障をきたしたかどうか（仕事・学校を休んだか、寝込んだか）

これらのことをしっかりと書いてくれれば、診断はほぼはっきりするでしょう。そして、片頭痛がどんなタイミングで起こるのか、頭痛を誘発する原因は何かを、患者さんも医師も冷静に考えることができるようになります。また薬の効き具合を確認しながら調整していけば、より効果的に症状を抑えられるようになります。


2週間後、秋山さんが頭痛ダイアリーを持ってやってきました。

「先日はお世話になりました。先生にいただいた薬、効いたのですけど、まだどの時点で飲んだらいいのかがよくわかりません。うまくいったときは30分くらいでずいぶん楽になったのですが、なかなか痛みがとれなくて吐いてしまい、寝込んでしまったこともありました」

「そうですか。まあ一度や二度では頑固な頭痛はなくなりません。のんびりじっくりいっしょに考えていきましょう。薬は早めに服用できましたか?」

「はい。眼がチカチカして、ギザギザしたものが光って見え始めたら飲んでみました。そのときは痛みがいつもより軽くすんだように感じました」

「そうですか。頭痛ダイアリーをみると、生理の前に頭痛がしていますが、生理と関係あると思いますか?」

「そういえば先月も生理が始まる3日前から頭痛が始まったような気がします。関係ないときもありますけど、生理前のことが多いかも」

「関係、大いにあると思いますよ。若い女性の片頭痛は生理に関係していることも多くて、そんな方には予防薬があるんです。試してみてください」

「どんなふうに飲めばいいんですか?」

「ミグシスとナウゼリンという錠剤なんですが、これを頭痛が来るかなと思ったら、朝夕2回服用してください。ミグシスは脳血管の収縮を抑えてくれるので、片頭痛の発作を予防したり、軽く済ませたりする効果があります。ナウゼリンは吐き気止めです。いずれも痛み止めではありませんが、一度試してください。前の痛み止めといっしょに処方しますから、また2週間後に予約を入れておきましょう」

片頭痛の特効薬

ここで片頭痛の治療薬についてまとめておきます。

以前は、アスピリンに代表される非ステロイド性抗炎症薬、いわゆる解熱鎮痛剤とエルゴタミン製剤が主流でした。

解熱鎮痛剤は、かつてセデスGが特効薬と言われてきましたが製造中止となり、現在はロキソニンを中心にいくつか種類があります。これについては次節「緊張型頭痛」の最後にまとめます。

エルゴタミン製剤は片頭痛の治療薬として古くから使われていますが、主成分のエルゴタミンは血管の拡張を抑える働きがあり、片頭痛がひどくなる前に服用できればかなり有効で、ファンも多い内服薬です。頭痛が出てしまってからでは効き目がないので、前兆のない患者さんには服用がむずかしいこと、また依存性が高く、安易に飲み続けると薬物乱用頭痛に陥ってしまうので注意が必要です。

これに代わる特効薬として、現在はトリプタン製剤が使われています。当初は注射薬だけでしたが、現在では内服薬や点鼻薬も発売され、片頭痛の治療は大きく変わりました。

トリプタン製剤は痛み止めではなく、拡張した血管を収縮させたり、血管周囲の炎症を取り除く働きをします。痛みが起きてから服用しても効果がありますが、早めに服用した方が効果は大きいようです。

血液中のセロトニンの作用を調整する薬ですので、副作用としてセロトニン症候群を引き起こすことがあり、注意が必要です。セロトニン症候群とは、脳内のセロトニン濃度が高すぎると起きる症状で、頭痛・めまい・嘔吐などの軽いものから、意識障害をきたす重いものまであります。このため、薬局では販売しておらず、医師の処方箋が必要となりますから、初めて服用する場合は医師や薬剤師の注意をよく聞いてください。また1錠900円程度と高価で、3割負担の方でも300円近くします。

トリプタン製剤の種類と特徴を以下にまとめました。括弧内の金額は2013年10月現在の薬価です。参考にしてください。自分にあった薬とその服用のタイミングが見つかれば、あなたも片頭痛をコントロールできるようになるでしょう。

トリプタン製剤の名称と特徴

イミグラン（1錠50㎎　926・9円、点鼻薬は1043・6円）

最初に発売され、世界中でもっとも多く使用されている。剤型も幅広く、注射薬・内服薬・点鼻薬の3種類があり、いまでは患者さん自ら使用できる自己注射薬も発売されている。

ゾーミッグ（1錠2・5㎎　934・1円）

オレンジ味で美味。若い女性に人気がある。水なしでも飲めるのが特徴。

レルパックス（1錠20㎎　900・3円）
即効性があると評判。わが国で最初に頭痛クリニックと看板をかかげて開業した脳外科医は、トリプタン製剤ではこれが一番と勧める。

マクサルト（1錠10㎎　919・6円）
水なしで飲め、すっきりした味で、人気がある。3錠入りの専用ケースがあり携帯に便利。

アマージ（1錠2・5㎎　893・4円）
即効性はないが、症状を完全に取り除くことができると、この薬を選ぶ患者さんも多い。

食べものにも注意

さて、さらに2週間後の秋山さんの診察です。
「この2週間はいかがでしたか？」
「ええ、予防薬が効いたのかひどい頭痛はなかったのですけど、金曜の夜にお友達と食事をして、ワインを飲んだのがいけなかったのか、帰る途中でひどい頭痛がして吐いてしまいました。帰って眠ったら朝にはほぼ治っていましたが、アルコールはだめでしょうか？」

「そうですね。ワインなどアルコールは血管の収縮拡張に関係しますから、注意が必要です。それと食べるものにも注意が必要です。その日は何を食べたのですか?」
「サラダにソーセージ、デザートにチョコレートケーキを食べました」
「チョコレートは片頭痛の代表的な誘発因子ですから、気をつけてください。それと、食べた量にもよりますが、ソーセージに入っている防腐剤も片頭痛を誘発することがあります。ソーセージ、ハム、ベーコンなどはとりすぎないほうがよいですね」

頭痛ダイアリーをきちんとつけていると、自分の頭痛が特定のものを食べたあとに起こることがわかったという患者さんにしばしば出会います。「ホットドッグ頭痛」という名前もあるように、ソーセージやハム、ベーコンなどに防腐剤として使われる亜硝酸化合物が誘発因子の一つとされています。

中華料理でよく使われるグルタミン酸ナトリウム、いわゆるうま味調味料も頭痛を誘発することがあります。中華料理症候群と言われています。インスタント食品やマヨネーズにも含まれているので注意が必要です。

チョコレートには、チラミンという物質が高い濃度で含まれており、血管を収縮させる作用があるので、これが頭痛や吐き気を誘発すると考えられています。

ほかにチラミンが含まれるものとして代表的なのは、チーズ、ピーナッツバター、ピクルスなどです。食品が発酵・熟成する際につくられる成分で、ブルーチーズやチェダーチーズ、濃口醬油や味噌、バターなどにも比較的多く含まれています。赤ワインにもこのチラミンが含まれていますが、それよりも赤ワインに含まれるヒスタミンに血管拡張作用があるので片頭痛を誘発します。アルコール自体にも同じ作用がありますし、いずれにせよワイン・ビール・日本酒などのアルコールは大いに注意が必要です。コーヒー・紅茶・コーラも同様です。

もちろんチーズをはじめとする発酵食品は栄養価も高く、何よりおいしく食事をすることは頭痛の治療に欠かせません。神経質にならず、とりすぎに気をつけることが大切です。

2　緊張型頭痛

締めつけられるような痛み

月曜日朝一番の患者さんでした。わたしの前に座るやいなや、

「先生、毎日毎日アタマが痛くていやんなります。どうしてこうも痛いんですかね。薬もいろいろ飲んでみましたけど、どいつも効き目はいまひとつやし、一日じゅうすっきりしません。かというて会社休むわけにもいかへんし。先生、脳の血管になんか詰まってるんとちがいますかね」

「遠藤哲也さん、37歳ですね。脳外科の角南です。それはさぞ大変でしょう。血管の検査はあとでしましょう。それで、どんな痛みですか？」

「こうぎゅうっと締めつけられるような、というか」

「どこが痛みますか？　右とか左とかありますか？」

「両方のこめかみから首のうしろです。キンキンにこってて、ふらふらすることもあります」

「肩こりもひどいんですね。吐き気やしびれはないですか？」

「吐き気はときどきあります。しびれはないです」

「お仕事はどんな内容ですか？」

「営業ですけどほとんど一日中パソコンに向かってます。外回りに出ることもたまに」

「運動は？　通勤で歩いていますか？」

「月いっぺんのゴルフくらいです。通勤は車ですから、歩きませんねえ。やっぱり頭痛と関係ありますか？」

「運動は大いに関係あります。パソコンに向かう時間が長ければ、途中ちょっと背筋を伸ばすとか、軽く体操するとかしていただきたいですね」

「それとですね先生、大切なプレゼンの前なんかがとくに頭痛がひどいです。おなかの調子も悪くなったりします。神経性のものでしょうか？」

「頭痛には精神的な要素が大いに作用します。ただ、原因はそれだけではありません。あなたの頭痛は緊張型頭痛だと思われます。デスクワークで長時間同じ姿勢のままいるので、こめかみの筋肉や首筋の筋肉が異常に緊張して頭痛になるんです。精神的な緊張も同じように筋肉をこわばらせますから。多くの方が経験する最も多い頭痛です」

「治りますか?」

「もちろんです。まずはストレスを解消することです。精神的なストレスと身体的なストレスの両方から解放されなくてはいけません。ストレス解消がうまい人は、頭痛がしてもうまくコントロールできます。どうしてもうまくできなければ、よく効く頭痛薬をお出しします」

緊張をとる方法

緊張型頭痛は頭全体を締めつけられるような頭痛で、男女ともに多くの方が経験します。片頭痛とちがって、からだを動かすとよけいに調子が悪くなるようなことはなく、むしろ気分転換に動いたほうがよいという人も多いのが特徴です。また、片頭痛に比べると寝込むようなことは少なく、なんとか我慢して仕事や勉強をつづけることができてしまいます。それだけに病院にまで来られるケースは少なく、薬局で鎮痛剤を買って服用しているだけの方も多くいます。

しかし頭痛は毎日のようにつづき、調子がいい日のほうが少ないという人もいます。症状には頭痛のほかに、肩こり、首筋のこり、疲れ目、だるい、ふわふわするなどの訴えをよく聞きます。

原因は、精神的・身体的ストレス、姿勢の悪さ、運動不足、睡眠不足などが考えられ、治療はストレス解消に尽きます。ただわかっていても解消できないのがストレスです。適度な運動・散歩がお勧めですが、ちょっといつもとちがう道を通って帰ってみたり、気分転換できるなにかを見つけられるとよいでしょう。

どうしても痛みがとれない方は、鎮痛剤の助けを借りることになります。そのとき、軽い安定剤や抗うつ剤をいっしょに内服するのも効果的です。ただし、薬には副作用や依存性もあります。薬はあくまで補助、治すのはストレスと緊張を取り除くことと考えてください。

緊張型頭痛の内服薬についても以下にまとめました。

これ以外に、私が脳神経外科のスタッフといっしょに考え出した内服処方もあります。鎮痛剤、精神安定剤、胃薬の3種類を合わせてつくったもので、内容は、ポンタール1g、ホリゾン2mg、マーズレンS0・5gが一包みで、痛み出したら早めに飲むようにお願いしています。

参考までに片頭痛と緊張型頭痛の特徴をまとめておきました。いずれにせよ、ひとりで悩まず専門医に相談してはっきりした診断を聞き、アドバイスをもらってください。

片頭痛と緊張型頭痛の鑑別診断

	片頭痛	緊張型頭痛
主な原因	三叉神経と血管の問題 セロトニンの関与	精神的・肉体的ストレス 姿勢が悪い 運動不足
どんな人に多いか	女性に多い	男女ともにあり
痛みの特徴	拍動性の痛み からだを動かすと悪化する 頭の片側もしくは両側 吐き気をともなうことがある 前兆として閃輝性暗点	締めつけられる感じ 重しを載せられたような感じ 後頭部を中心に両側 首や肩のこり 一日中だらだらつづく
対処法	暗い静かな部屋で安静に トリプタン製剤 予防薬 痛みの誘因を避ける	ストレス解消 運動し、姿勢をよくする マッサージや温泉療養 枕を見直す 解熱鎮痛剤

緊張型頭痛の内服薬

イブ（36錠入り）

主成分はイブプロフェン。鎮静作用は強くない。安心して服用できるが、効果は強くない。解熱鎮痛剤。

ナロンエース（24錠入り）

成分はイブプロフェン、エテンザミド、ブロムワレリル尿素、無水カフェイン。効果は強くない。胃にやや負担がかかる。覚醒効果があり、ときに不眠の原因になる。解熱鎮痛剤。

ノーシン（32錠入り）

成分はアセトアミノフェン、エテンザミド、カフェインの三つ。散剤、細粒、錠剤がある。胃に負担がかかる。覚醒作用あり。解熱鎮痛剤。

ケロリン（28包入り）

アスピリン系。成分はアセチルサリチル酸（アスピリン）、無水カフェイン、ケイヒ末。錠剤もある。胃に負担がかかるので、空腹時は避ける。依存性あり。解熱鎮痛剤。

ロキソニンＳ（12錠入り）

主成分はロキソプロフェンナトリウム水和物。病院、医院ではロキソニンとして数多く処方されている。もっとも一般的な解熱鎮痛剤。

バファリンＡ（40錠入り）

アスピリン（アセチルサリチル酸）を主成分とし、胃への負担を軽減するため合成ヒドロタルサイトを配合。それでも胃に負担がかかる。解熱鎮痛剤。

以上が主な解熱鎮痛剤です。片頭痛の治療薬であるエルゴタミン製剤と同様、注意すべきは依存性があることです。不安だからといって毎日のように服用すると、脳が痛みに敏感になり、頭痛がこじれてしまうことがあります。これは「薬物乱用頭痛」と言われています。こうなってしまうと治療も困難で、最終的には「慢性連日性頭痛」になって、抜け出すのはたいへん困難です。ある患者さんは「頭痛地獄」と言われました。

目安は１カ月に10錠を超えないことです。私たちも通常、１カ月分の処方としては最高でも倍の20錠までとし、患者さんに強く注意をうながします。くれぐれも頭痛薬を毎日服用しないようにしてください。

3　群発頭痛

定期的にやってくる発作

秋の夜長。久しぶりにのんびりできた救急宿直で、午前2時をまわって患者さんも途絶え、そろそろ仮眠でも、と横になったところへ当直ナースから呼び出しの携帯が鳴りました。

「北消防から搬送依頼です。患者さんは26歳男性。目の奥がえぐられるようなひどい痛みで救急車を自分で呼んだとのことです。嘔吐もあったそうです。意識レベル、バイタルは正常とのことです。お引き受けしてよろしいでしょうか」

「わかった。すぐ行きます」

ストレッチャーで搬送されてきた若い男性は目を押えてひどく痛そうにしています。

「市民病院に着きましたよ。目の奥が痛いんですか？」

「はい。左目の奥がすごく痛くて、吐きました」

「手足の動きは問題ないようですが、しびれはありませんか？　以前にも頭痛はありましたか？」

「頭が痛いだけです。実は昨夜もこの時間に同じような頭痛がしました。なんとか我慢して寝たんですが、きょうはひどくて、くも膜下出血じゃないかと心配になって救急車を呼びました」

「では、頭部CT検査をしてみましょう」

頭部CTで異常所見は認められませんでした。左目は充血して、涙が出ています。片頭痛もしくは群発頭痛が疑われ、イミグランの注射をしました。少しは楽になったようですが、念のため酸素吸入を開始。毎分6リットルで15分ほど吸入すると、かなり楽になった様子です。

翌朝にはケロッとして朝食を全量摂取し、「退院したい」と希望されましたが、もう一晩様子を見ることとしました。

案の定、深夜2時に同じ左目の奥が痛み出しました。今回はイミグランの内服と酸素吸入を開始し、30分でほぼ治りました。その後も深夜2時になると痛みがきて、治療が必要でした。予防薬も試しましたが、あまり効果がなく2週間が過ぎました。そのころにはやっと内服薬のみでコントロールできるようになりました。頭部MRIや血液検査でも異常がなく、症状から「群発頭痛」と診断しました。治療は片頭痛の薬と痛みがひどいときは酸素吸入で経過を見ることとし、退院となりました。

「群発頭痛」は片頭痛とちがって圧倒的に男性、しかも比較的若い男性に多く、目の奥に強い痛みがあり、群発地震のようにいったん起こると連日続くため、この名前がついています。発作は数週間続くことが多く、痛みがおさまれば数カ月から数年、まったく痛みがない時期もあります。

痛みはひどいのですが、何時間も続くことはありません。

原因はよくわかっていませんが、目の奥の動脈の炎症ではないかと考えられています。治療には、片頭痛の薬であるトリプタン製剤が有効で、効き目が不十分なときは酸素吸入を併用します。それでも痛みがおさまらず、治療に苦慮することもあります。アルコールや入浴など血管を拡張させることが引き金になりますから、十分に注意が必要です。このあたりは片頭痛とよく似ていると考えていただいてけっこうです。

4　頭痛はシグナル

最初に述べたとおり、頭痛の患者さんは子供からお年寄りまで幅広くいらっしゃいます。その症状や原因、あるいは生活への支障の程度もそれぞれに異なります。

長引く頭痛はつらいものですが、何かしらのシグナルだと前向きに考えることもできます。片頭痛や緊張型頭痛であれば、どこかにストレスの要因はないか、生活リズムや食生活が乱れていないかを見直すきっかけになればよいと思います。

また頭痛で受診されて、別の病気が見つかることもあります。そうした事例をいくつかご紹介しましょう。

子供の頭痛は心配

小学6年生の男の子が、3カ月ほど前から「頭が重くてすっきりしない」と訴え、最近では頭痛で学校を休むこともあるとのことで、お母さんに連れてこられました。元気そうに見えますが、頭は重いらしく、さえない顔つきです。

よく話を聞いてみると、主に頭の前のほうが痛くて、いつもすっきりしないといいます。「鼻がよく詰まり、ときどき汚い鼻汁が出る」とのことで、頭部から頬までのCTを撮影したところ、副鼻腔炎との診断がはっきりしました。額の奥の前頭洞に膿《うみ》がたまっているのが明らか。いわゆる「蓄膿《ちくのう》」です。耳鼻科へ紹介し、薬が処方されました。

副鼻腔には4種類あって、目と目の間の奥が「し骨洞」、おでこの後ろが「前頭洞」、頬の奥が「上顎洞」、鼻の奥で前頭洞の後ろにあるのが「蝶形骨洞」です。それぞれ小さな通路で鼻の穴につながっています。風邪をひくとウイルスや細菌が副鼻腔に入り込んで炎症を起こします。その炎症が治らなくなって「慢性副鼻腔炎」となったものが、一般に「蓄膿」と呼ばれます。

症状としては、頭痛・頭重感や頬の痛みがあり、鼻汁や鼻づまりがつづきます。頭痛で来られる患者さんにはけっこう多い病気です。脳外科を受診されても頭部CTで診断できますから心配ありません。治療は耳鼻科でおこないます。

もちろん子供にも片頭痛や緊張型頭痛はあります。頭痛をしばしば訴えるようなら、頭の検査をし、異常がなければ、副鼻腔炎や、近視からくる目の疲れ、学校や塾でのストレスなども考慮に入れる必要があるでしょう。

頭痛で緑内障が発覚

「今朝から急に頭が痛くて吐き戻しました。頭が割れるようです」
ある日、そう言って60代の女性が脳外科に飛び込んできました。血圧がやや高いほかは脳卒中のサインはありません。しびれやふらつきもなさそうです。よく聞くと、頭痛は目と目の奥の痛みとのこと。右目が充血しています。頭部CTで異常がないことを確かめると直ちに眼科で診てもらいました。

診断は「閉塞隅角緑内障《へいそくぐうかくりょくないしょう》」の発作でした。直ちに手術が必要で、眼科に入院と決まりました。手当てが遅れると失明の危険もある病気です。

頭痛で飛び込んでくる患者さんの中に、まれですがこうした「急性緑内障発作」の方がいます。本人は脳卒中だと思うようで、確かに突然の頭痛で始まることもあります。ほとんどの緑内障は自覚症状が乏しく、知らないうちに眼圧が高くなって病気が進行し、発作にいたることがあるのです。中年になれば、自分の眼圧がどのくらいかは知っておいていただきたいと思います。普通の眼圧は15mmHg前後、緑内障では21mmHgを超えることが多々あります。

眼球の中は、房水という透明な液が循環していますが、何らかの原因で房水の流れが滞ると、眼球内で房水がぱんぱんになり、眼圧が高くなります。眼圧が高くなると、視神経が障害され、萎縮して、視力が落ち、視野が狭くなります。

ところが眼圧が高くならない緑内障も多く、正常眼圧緑内障が80％を占めていることがわかってきました。となると、眼圧は正常なのに、視神経が萎縮していくことになります。やはり視力が落ちてきたり、見える範囲が狭くなったという方は一度眼科を受診されるとよいでしょう。片目をつむって鼻の頭が見えないという人は危険信号です。

第3章

めまい・ふらつき・しびれ・ふるえ

1　めまいがしてもあわてない

急なめまいで歩けない

その女性が救急車で運び込まれたのは、午後9時を少しまわったころでした。救急外来が一段落して、遅めの夕食をナースといっしょにとっていたときでした。

「先ほど連絡した34歳女性。2時間ほど前から急にめまいがして嘔吐もあったとのこと。めまいがひどくて歩けないと訴えています。救急車内でも嘔吐。バイタルは正常、血圧１２８の72、脈拍84、サチュレイション（血中酸素濃度）99％です。よろしくお願いします」

と、救急隊員の報告。

ひと通り診察したところ、意識ははっきりしていて受け答えもしっかりしています。脳卒中の可能性は低いと思われましたが、脳幹や小脳の小さな脳出血や脳梗塞では、当初の症状が吐き気やめまいだけのこともあり、注意を要します。

吐き気が強くめまいもあるため、ストレッチャーに寝かせたまま簡単な診察をすると、左を見てもらったときに眼球がピクッピクッと左へ動きます。眼振です。これは、眼球振盪《がんきゅうしんとう》の略で自分の意志とは無関係に眼球が動いてしまう現象で、生理的なものと病的なものとがあります。脳幹や前庭神経の障害で起こり、診断の助けになることも多く、なかでも左右を見ると起こる水平性眼振は神経症状の一つとして脳神経外科・神経内科・耳鼻咽喉科の医師が検査をすることも多い症候です。

そのまま点滴を確保してめまい止めと吐き気止めを入れ、CT検査室へ直行させました。頭部CTの結果、異常所見はなく、「良性発作性頭位めまい症」と診断しました。これは文字どおり良性で、生命の危険はありません。発作的に突然症状に見舞われ、頭の位置を変えたとき、つまり起き上がるときや立ち上がるとき、寝返りをうったときにめまいが起こります。心配はないものの吐き気とめまいが強いため、入院してもらい様子をみることにしました。

翌日には吐き気はなくなり、めまいは多少残っているものの、ゆっくり動けば座って食事もでき、トイレにひとりで歩いていけるまでに回復しました。その翌日にはふらつくことなく、吐き気もまったくなくなったとのことで、退院を許可しました。

良性発作性頭位めまい症は、「耳石《じせき》」という、炭酸カルシウムのごく小さなかたまりが関係していると考えられています。これは、耳の一番奥にあたる内耳にある前庭という器官にあり、ここでは重力や体の動きを感じ取っています。通常、このミクロの石が転がることで、私たちは体の位置、頭の位置、動きを感じ取っています。ところがこの石が平衡感覚をつかさどる三半規管に入り込んでしまうと、自分がどちらを向いているのか把握できなくなり、めまいやふらつきになるのです。

一般にめまいといっても、ものが揺れて見えたり、頭がふらふらしたり、気が遠くなったりとさまざまな現れ方をしますが、このめまいは外の世界が回転するように感じます。難聴や耳鳴りなどはともないません。吐き気が強いと非常に不安を覚えるでしょうが、安静にしていれば症状はおさまってくるはずですから落ち着いて対処法を覚えていきましょう。

めまいや吐き気がひどいときには、めまい止め、吐き気止めの点滴や注射などをしますが、治療法としては、めまいを起こす頭位をくり返し取らせるとしだいにめまいが消えていきます。また、特定の頭位を順番に取らせて、耳石を三半規管から排出させる耳石置換法という理学療法が劇的に効果をあげる場合があります。

これによく似た症状に「前庭神経炎」があります。やはり急なめまいでふらつき、吐き気をともないますが、耳鳴りや難聴はありません。前庭がウイルスに感染した炎症と考えられていて、風邪を引いた後に起こることもよくあります。ただ、ウイルス感染のない炎症もあって、原因はよくわかっていません。症状がひどくても1、2週間程度でケロッと治ってしまう方も多いようです。

めまいといえばメニエール？

かつて、めまいといえば脳卒中だと思われていた時代がありましたが、19世紀にフランスの医師プロスペル・メニエールがめまいの原因は内耳にあると発表し、有名になったのがメニエール病です。今ではめまいといえばメニエールと思われがちですが、実際にはめまいを起こす疾患としてはそれほど多くありません。

メニエール病は、突然に回転性のめまいを起こすのが特徴的で、30分から数時間続きます。めまい以外に吐き気、嘔吐、難聴や、耳が詰まったような感じ（耳閉感）、キーンという耳鳴りをともないます。手足の動きなどには問題がありません。脳卒中の場合には、手足のまひやしびれをともなうことが多いので、その点をひとつの診断基準にしています。

原因は、内耳の三半規管や聴覚を担う蝸牛などでリンパ液が増えてしまった状態（内リンパ水腫）だと考えられています。なぜ内耳のリンパ液が増えるのかはまだわかっていません。

そこで治療はリンパ液を減らすように利尿剤を用います。めまいには抗めまい剤の内服、メイロン（炭酸水素ナトリウム）の注射、ビタミン剤などが処方されます。

メイロン注射は、第二次世界大戦前に海軍の要請で、動揺病、いわゆる乗り物酔いの治療として開発された日本固有の治療法です。これが本当に効果があるかどうか、エビデンス（効果を示す臨床結果）は十分得られていませんが、２００３年に日本めまい平衡医学会の医師１０００人のアンケートでは急性期のめまいに最も効果的な薬はメイロンとの回答を得ています。

脳卒中によるめまい

「東消防です。患者さんの搬送をお願いします。患者は67歳女性、2時間ほど前から吐き気・嘔吐がつづき、めまいで立っていられないと訴えています。意識はしっかりしており、自分で救急要請をしたとのことです。バイタルは血圧190の100。プルス（脈拍）90。サチュレイション96%です。搬送よろしいでしょうか」

「はい、了解しました。どれくらいで到着できますか」

「20分ほどで病着できると思います」

嘔吐とめまい、意識レベルはよいという話ですから、単なるめまいという可能性もありますが、小脳の小さな出血や梗塞もありえます。最初は小さな出血だったものが、病着のころには出血が進んで、呼んでも返事をしてくれなくなり、CTを撮るころには呼吸が止まってしまうケースを経験したこともあります。祈るような気持ちで救急車を迎えました。

ストレッチャーで搬送されてきた患者さんは吐き気がつづいていて、しっかり洗面器を抱きかかえていました。意識ははっきりしていますが、めまいと吐き気が強く、横を向いたまま微動だにしません。

「大丈夫ですか？　頭痛はどうですか？」

「頭痛はそれほどでもないです。でも吐き気とめまいがひどくて……」

しゃべる内容は聞き取れますが、少しロレツがまわっていません。これは単なるめまいじゃないと思いました。小脳あるいは脳幹に病巣があるかもしれないと感じました。

「血圧が高いですね。高血圧と言われたことがありますか？」

「はい。以前は血圧の薬を飲んでたんですが、最近はとくにどうもないので止めていました」

診察の後、頭部ＣＴを撮り、右小脳半球に直径２㎝の小脳出血を認めました。入院の上、止血剤入りの点滴と吐き気止めの注射などで経過をみることとしました。３日間は吐き気が強く、食事ができませんでしたが、次第に吐き気も軽快し、少しずつおかゆを食べられるようになりました。しかし、ロレツ難と、小脳失調といってバランス感覚が低下しており、ふらついて歩くことはできません。

リハビリは小脳失調を改善させる訓練から始まりました。具体的には小さなボールをつまんで、箱から箱へ移し替えたり、平行棒内で歩く訓練などです。

小脳は平衡機能をつかさどる場所なので、歩けても千鳥足になったり、バランスのよい字が書けなくなったり、流暢にしゃべれなくなったりします。

患者さんは車いすでリハビリ棟へ移動し、毎日訓練を続け、１カ月後に杖歩行で自力で退院となりました。降圧剤は点滴から内服薬へと切り替え、毎朝ＡＲＢという降圧剤を服用した結果、血圧も上が１３０、下が80程度に落ち着きました。

2　しびれ

頸椎症

その日の外来の最初の患者さんは41歳の男性、清水和夫さんでした。外来ナースによると、ちょっと神経質な方で、自分は悪い病気じゃないかと相当に心配されている様子だとのこと。

「今日はどうなさいましたか?」

「左手がしびれるようになりまして、力も入りにくくて」

「いつごろからですか?　急になりましたか?」

「いや、急にというわけではないですが……そうですね、2週間くらいにはなりますかね」

「しびれは2週間前と比べてどうですか?　ひどくなっていますか?」

「いや、最初とあまり変わりはないです。でも握力が落ちた感じです」

　握力計を握ってもらうと、右38・6kg、左22・8kg。右利きなので多少の差があるとはいえ、明らかに左の握力は低下していると思われます。次に頭を前後左右に動かしてみます。すると、左後方斜め45度に倒したときに、左手にしびれが起こることがわかり、頸椎の疾患の可能性が高いと考えられました。そこで頭部と頸椎のＭＲＩを予約しました。

2週間後、ＭＲＩの結果でも、頭部にはまったく異常所見が認められません。頸椎のほうは、5番と6番の間の椎間板《ついかんばん》の左側がつぶれていて、このために左腕へつながる神経が圧迫され、しびれの原因となっているものと思われました。頸椎の5、6番は最もよく動く部位で、椎間板への負担が大きい場所と考えられています。

治療は自宅近くの整形外科で首の牽引をおこない、痛いときには鎮痛剤を服用して様子をみることにしました。

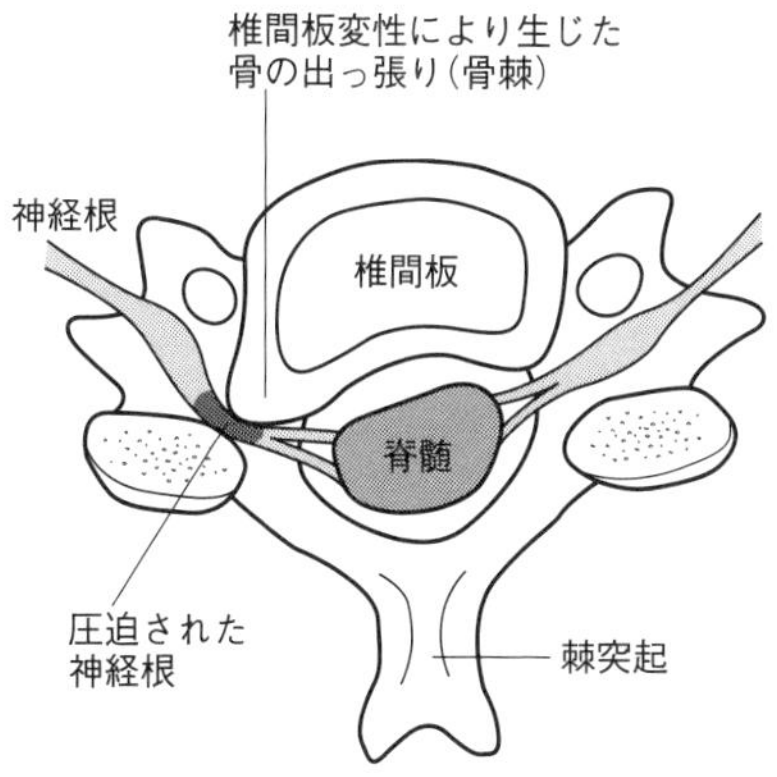

図3－1　神経根症をきたした頸椎を上から見た断面図

「頸椎症」は中高年のしびれの原因として最も多い疾患と考えられます。首の骨は七つの骨がつながってできていて、その間に椎間板というクッションがはさまれています。椎間板が老化して飛び出たものが椎間板ヘルニアです。老化のために骨棘《こつきょく》という飛び出した骨ができ、脊髄神経を圧迫すると「頸椎症性脊髄症」で、神経根（神経が首の骨から出るところ）を圧迫すると「頸椎症性神経根症」と呼びます。

最初はしびれだけですが、進行すると痛みをきたし、次に階段の上り下りに困るようになり、さらに進むと歩けなくなることもあります。手の症状としては、箸を使って食事するのが困難となり、字が書けなくなます。またトイレでも排尿までに時間がかかるようになります。早期診断・早期治療が大切で、激しい運動はよくありません。

治療としては、頸椎に負担がかからないように留意すること、頸椎の牽引、鎮痛剤などで経過をみますが、症状が進行するようなら手術を検討することになります。

女性に多い手根管症候群

前田明子さん46歳は、右手指にしびれがあるというので来院されました。

「右手の人差し指、中指、薬指の3本がしびれるようになりました。最近ではじんじんしびれて痛みもあります」

「どれくらい前からですか?」

「もう1カ月になります。通勤電車のつり革につかまるとしびれがひどくなるので、最近は腕を上げないようにしています。母が脳卒中で寝たきりなので、もしかして私も、と心配になってこちらに来ました」

「痛みはずっとありますか?」

「普段はそれほどでもないんですが、夜間にとくにしびれがひどくなります」

診察すると、薬指の小指側半分と小指にはしびれがないことがわかりました。頭部CTでは異常はなく、「手根管症候群《しゆこんかん》」と考えられ、整形外科を紹介しました。

女性に多い手のしびれは「手根管症候群」の可能性をいつも念頭に置いています。手根管は手のひらの付け根にあり、手首の関節にある靭帯と骨の間のトンネルになっているところですが、女性は男性に比べてこの手根管のすき間が狭いのです。長さ3㎝ほどのトンネルの中を神経が走っており、管の中の圧が高くなると神経が圧迫され、人差し指から薬指の内側がしびれたり、痛みを感じるようになります。とくに夜間に症状が強くなるようです。

診断は整形外科医であれば容易で、いろいろなテストで確定診断ができます。

治療は安静・鎮痛剤・局所注射などがありますが、しびれや痛みがひどく、筋力が落ちてくるようならば手術を検討します。

閉塞性動脈硬化症

71歳の山口一男さん。ゲートボールのスター選手として活躍していましたが、このところ左足先が冷たくしびれるようになったと来院されました。

「歩くのに支障がありますか？」

「スピードも落ちましたし、何より長いこと歩けないんです。ひと休みしないと歩き出せない」

「いつごろからですか？」

「この1週間がひどいですね。でも2カ月くらい前から少しずつ悪くなったのかねえ。やっぱり脳梗塞ですかね」

診察すると、左手・左上肢（腕）には問題がなく、左足・下肢（脚）にしびれがあり、左足の脈が弱いことがわかりました。つづいて血圧を測ると、下肢の血圧が上肢に比べて低いことが判明しました。普通は上肢より下肢の血圧のほうがやや高いものです。

休み休みでないと歩けないことを「間欠性跛行《かんけつせいはこう》」といい、「閉塞性動脈硬化症」の特徴的な症状の一つです。この症状の患者さんが来られると、まず足の脈を触れてみます。足の甲には足背動脈があり、内側のくるぶしの後ろには後頸骨動脈、膝の裏側には膝窩動脈があります。これらの脈が弱いことが多いのです。診断をよりはっきりさせるには、患者さんに横になってもらって、足を上げてもらいます。閉塞性動脈硬化症であれば、血圧が低いので十分な血液が流れなくなり、上げた足が蒼白となります。

診断を確定させるには、ドップラー聴診器という血流音を聴く器械で正常に血液が流れているかどうかを確認したり、造影剤を用いたCTで血管を撮影します。

治療は、程度が軽ければ、血流改善剤や抗血小板薬を内服していただいたり、運動や温泉も効果があります。ただしその前に禁煙が必要であることはもちろんです。

間欠性跛行で300m以上歩けない方は、手術の適応となります。カテーテルを用いて、風船で血管を膨らませたり、ステントという筒を血管内に挿入して血管を拡げます。ほかにも人工血管や患者さん自身の静脈を用いてバイパス手術をする方法もあります。

長期間放置しておくと、足先の色が変わり、ケガをしても血流が悪いために傷が治らなくなって、足を切断しなくてはならなくなる場合もあります。間欠性跛行がみられたら、心臓血管外科を受診してください。

山口さんには、その日のうちに心臓血管外科に行ってもらいました。頭部のMRIもおこなったところ、いくつか「隠れ脳梗塞」も見つかりました。

閉塞性動脈硬化症は、主に下肢の動脈の血行が悪くなるものですが、全身の動脈硬化が進んでいるサインでもあり、心筋梗塞や脳梗塞のおそれもあると考えてしっかり検査を受けていただきたいと思います。

後縦靭帯骨化症

糖尿病内科の医師から紹介されて、小川茂さんが外来にやってきました。小川さんは4年前から糖尿病を患っていますが、血糖値のコントロールは十分とはいえないようで、体重も落ちているようには見えません。168㎝82㎏と肥満が目立つ51歳です。

「小川茂さんですね。脳外科の角南です。今日はどんなことでいらっしゃいましたか？」

「実は、もうずいぶん前からなのですが、首筋から肩がしびれるようになりまして、最近では手から指先までしびれます。字が書きにくくなって人に書いてもらうことが多くなりました。足も

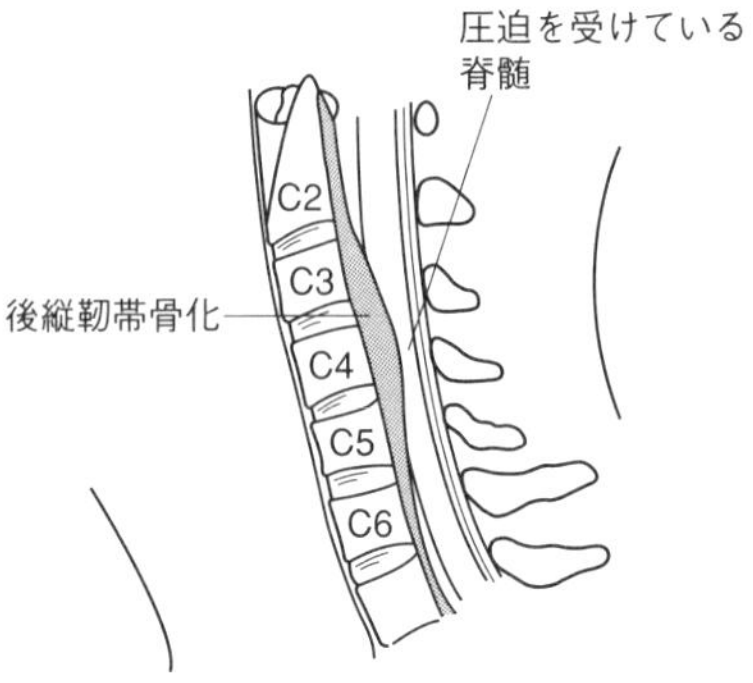

図３－２　後縦靭帯骨化症をきたした頸椎。縦の断面図。左が前方。

しびれるようになって、思うように動きません。２週間ほど前から小便が思うように出なくなって近くの泌尿器科へ行ったところ、一度総合病院で診てもらうように言われました。整形外科に行ったらいいのか脳外科なのか、内科に相談したらこちらに、と」

「しびれているのは両手両足ですか？」

「はい。最初は右だけだったように思いますが、すぐに両方しびれ出しました。だんだん悪化している感じです」

診察後に頭部ＣＴを、つづいて頸椎のＭＲＩを撮影しました。

「脳には異常なところはありませんでした。こちらの首の検査結果をみると、後縦靭帯骨化症《こうじゅうじんたいこつかしょう》だと思われます。脊椎はこの首のところから腰までこういくつもの骨がつながっていますね。この骨を背面で上から下までテープみたいに貼り付いて、脊椎としてまとめているのが後縦靭帯です。これが変性して骨になって肥大する病気です。そうすると脊髄の入っている脊柱管が狭くなり、神経が圧迫されるので、しびれが出たり運動がうまくできなくなるのです」

「どうして骨になってしまうんですか？」

「これといった原因はまだ特定されていません。アジア人、とくに日本人に多いとされているのですが、小川さんのように糖尿病であったり、肥満の傾向がある方によく起こるといわれています」

「どうしたらいいんでしょう?」

「だんだん症状が重くなる場合もあれば、そのまま安定することもあります。治療としては保存療法と手術があります。保存療法は、安静を保つ目的と首を後ろにそらしたりすることのないように、しばらく固定具、ギプスのようなものをつけていただくのがよいかもしれません。痛みがあれば鎮痛剤を使いましょう。それで少しずつ楽になってくればよいのですが、もしよくならないようなら手術も検討します。神経の圧迫をとるのが目的です。骨化した部分を取り除く方法と脊柱管を拡げる方法があります」

小川さんはとりあえず保存療法を選択されました。この病気は難病に指定されており、経過をみながら対処を考えるほかありませんでした。

以上、しびれをきたす疾患を四つご紹介しました。しびれの原因となる疾患はほかにもたくさんあります。ときどきしびれる程度であればまず大丈夫ですが、いつもしびれている、しびれる範囲が広がってきた場合にはよくない兆候です。

では、これらの疾患と脳の病気によるしびれはどこがちがうのでしょうか?

一般に、脳卒中によるしびれの特徴は突然発症することで、だんだんしびれてくるというケースは脳疾患では少ないといえます。また、脳卒中ではしびれだけではなく、脱力、つまり力が入らない場合が多く、うまく手が使えない、歩けないといった運動障害をともなうところが特徴です。しびれの範囲も半身全体にいたるのが普通で、脳の右側に問題があれば左半身のしびれ・脱力が、脳の左側であれば右半身のしびれ・脱力が生じます。さらに顔面にまひがきて、顔がゆがんだり、ロレツが回らないといった言語障害を合併すれば脳疾患の可能性が高いでしょう。

3 ふるえ

パーキンソン病の四大症状

「坂本剛さん、診察室へお入りください」

脳神経外科外来ナースが声をかけると、患者さんが歩いて診察室へ入ってきます。診察はこの時点からすでに始まっています。ですから、医師が前の患者さんの診察記録や処方をパソコンに入力しているあいだは、ナースは患者さんを呼びません。呼び出された患者さんが歩いて入ってくるのか、車いすで来るのか、付き添われて支えられてくるのか、ストレッチャーに乗って運ばれてくるのか。これらが大きな診断の助けになるからです。そのときの歩き方だけでなく、患者さんの表情や最初のあいさつは大変重要な意味をもっているのです。

坂本さんは、奥さんが付き添ってはいるものの、自分で歩いて診察室に入ってきました。表情は硬く、顔が小刻みにふるえています。少し前屈みで小刻みに歩き、やや不安定です。これだけでパーキンソン病かもしれないと考えました。こういう歩き方を「姿勢反射障害」といい、パーキンソン病特有の歩き方とされます。

「坂本さん、脳神経外科の角南です。どんなことでいらっしゃいましたか？」

「わたしは中学の教師をしていますが、最近、黒板に文字を書きづらくて、それに書いている字がだんだん小さくなってしまうのです。生徒にばかにされることもありまして、校長から一度診てもらえと言われたもんですから」

淡々と話しますが、表情に変化が乏しく、これを仮面様顔貌《かめんようがんぼう》といいます。

カルテに字を書いてもらいました。書き出しは問題ないのですが、書き進むほど字が小さくなっていきます。小字症といってパーキンソン病によく見られるものです。

両手をまっすぐに出してもらうと、細かくふるえています。これは「振戦《しんせん》」といいます。さらに腕を曲げると、歯車で動いているかのようにギクシャクとしています。「筋強剛《きんきょうごう》」による歯車現象です。一連の動作が全体的に乏しくて遅く、これを「無動」といいます。ややうつ状態なのかな、と見受けられました。

姿勢反射障害・振戦・筋強剛・無動をパーキンソン病の四大症状と呼びます。当初は片方の手足のふるえから始まり、進行もゆっくりなのでその段階での診断はむずかしいですが、次第に症状がそろってきて、ほかのふるえる病気とは判別しやすいのです。

パーキンソン病は1817年にイギリスのジェームス・パーキンソンによって発表されました。当初は「振戦まひ」という名前で6人の患者さんについての報告でした。昔の偉人には多方面で活躍した人が多いですが、パーキンソンもそのひとりで、肉食恐竜の化石についての小冊子も出版しています。そこに記載されたメガロサウルスは、ほぼ同時期に発表された草食恐竜のイグアノドンとともに、当時は一大恐竜フィーバーを起こしました。

恐竜は大当たりしたのですが、パーキンソン病のほうにはとんと光が当たらず、彼が亡くなって70年も経ってからやっと、フランスの神経学者ジャン・マルタン・シャルコーによって「パーキンソン病」と命名され、医学界に認められました。

わが国でも13万人程度の患者さんがいると推定され、不治の病と考えられていますが、最近は研究が進み、多くの効果的な治療薬が発売されています。

パーキンソン病は、脳の黒質という部分の神経細胞の障害で発症します。黒質の神経細胞にはメラニンという黒い色素があり、黒く見えるのでこう呼ばれています。ここではドパミンという物質がつくられていて、ドパミンは神経細胞同士が情報をやりとりする際の「神経伝達物質」として重要な働きをしています。パーキンソン病の患者さんではこのドパミンの産生が低下し、そのためにからだがふるえたり、スムーズに動かなくなったりすると考えられています。

そこで治療はドパミンを補う薬を飲むことになります。抗パーキンソン薬はいくつか種類がありますが、相性のよい薬とちょうどよい量が見つかれば、劇的な改善が得られます。副作用として吐き気がありますので、最初は吐き気止めといっしょに服用することを勧めています。担当医の説明をよく聞いて正しい服用を心がけてください。

パーキンソン病は、四大症状のほかに、歩くときに1歩目が出にくくなる「すくみ足」、歩いていると止まらなくなる「突進現象」、字を書いていると次第に小さくなる「小字症」などがあります。また、便秘気味にもなりますし、大変困ることに「うつ状態」にも陥りやすいのです。

坂本さんには頭部CT検査を受けていただきましたが、異常はありません。黒質の障害はCTではわからないのですが、症状からパーキンソン病と考えられるとお話ししました。

「パーキンソン病ですか。命にかかわるようなこともあるんでしょうか」

「パーキンソン病それ自体は生命にかかわることはありません。薬がうまく効けば症状のコントロールもできますから、社会生活も可能です。進行がほとんどない方もたくさんおられます。ただ、進行すると歩きにくくなって骨折したり、寝たきりになって肺炎から命を落とす可能性もあります。ですから、できるだけ歩いてもらいたいのです」

「薬は今日から始めるのですか」

「そうです。今日から試していただいて2週間後にもう一度診察にいらしてください。副作用もありますから、効果を見ながら種類と量を調整していきましょう」

多くの患者さんが運動と内服薬によりパーキンソン病をうまくコントロールしています。しかし、どうしても薬だけでは限界がある患者さんには手術療法が試みられ、成果を上げています。あくまでも、薬物療法だけではコントロール不十分な患者さんが対象です。ただ、脳卒中や薬の副作用による「パーキンソン症候群」は手術の適応にはならないので注意してください。

手術は「定位脳手術」といって脳の基底核という部位に電極を埋め込み、刺激などを加えることにより症状を軽減しようとするもので、刺激装置は胸に埋め込みます。大変精密な手術手技を必要とし、専門的な手術ですので、どこの脳神経外科でもできるわけではなく、全国でも60カ所程度の限られた施設でおこなわれています。

本態性振戦とその他のふるえ

「福田三郎さん、診察室へお入りください」

福田さん（58歳）は、とても硬い表情で診察室へひとりで歩いてこられました。丁寧に会釈され、椅子に座りました。歩きぶりにはおかしな様子は見られません。

「脳外科の角南です。今日はどんなことで来られましたか？」

「手のふるえがひどくなってきまして、家内が一度医者にいって相談しろと勧めるものですから」

「手がふるえるとのことですが、左右どちらもですか」

「はい、両手です。右手はふるえて字が書きにくくなりました。左はふるえますが、それほど困ることはありません」

両手を前に突き出して止めていただきました。確かに両手が小刻みにふるえています。カルテに字を書いていただきました。ふるえますが、なんとか書けています。でも本人は「ちゃんと書けない」と訴えます。「このあいだも先方さんとの取引契約にサインをしようというのにふるえて書けないで困ったんです。先方も部下も見ているのに、恥ずかしくて」

そこで、血圧や脈拍を計測し、さらに手足の力に左右差はないか、しびれはないか、歩行時にふらつきはないかなどチェックしましたが、とくに異常は見られず、頭部ＣＴでくわしく調べましたが、こちらでも異常は見つからず、正常であることを説明しました。

「脳に異常がないんですか？　うちの兄が１カ月ほど前に脳梗塞になったんです。だからきっと私も脳梗塞だろうと思ってきたんですが」

「本態性《ほんたいせい》振戦だと思います。本態性は原因不明、振戦というのはふるえのことです。中高年に多い症状で、病気とはいえません」

「病気ではないんですか」

「はい。病気ではありません。緊張するとふるえるのも本態性振戦と考えられていますから。ただふるえがひどくなって、日常生活に支障をきたすようになれば、病気といえます」

「じゃあ薬もないんですか」

「そうですね。日常生活に困るようになれば考えます。もちろん、ふるえの病気もありまして、パーキンソン病が有名です。パーキンソン病はふるえだけでなく、動きにくくなったり、歩きにくくなるなどほかの症状も出てきます。まずは経過をみましょう」

「わかりました。脳梗塞ではないんですね。それなら安心しました。字が書きにくいのはどうすればいいでしょうか」

「それは訓練ですね。毎日日記をつけるとか、字を書く訓練をつづけてください。ふるえがひどくてまったく書けないようでしたら、また受診してください」


ふるえが止まらないと、脳卒中なのではないかと心配してこられる方はけっこういらっしゃいます。脳卒中でもふるえが出ることはありますが、後遺症としてのことが多く、ほかの症状なしにふるえだけということは少ないと考えてください。

ふるえの中で最も多いのは「生理的振戦」。つまり寒くてふるえる、緊張してふるえる、重いものを持ったときにふるえるなど、病的ではないものです。これらは治療の対象とはなりません。

熟年のふるえで最も多いのは福田さんのような「本態性振戦」です。病気ではありませんが、日常生活に支障が出るようであれば、ベータブロッカーという降圧剤などを処方して様子をみます。ひどくなければ放置してかまいません。

アルコールをよく飲む人にもふるえがあります。これは「アルコール依存症」という立派な病気で、治療の対象となります。

「甲状腺機能亢進症」(バセドウ病)でも手先に細かいふるえがきます。これは、ほかにも発汗、頻脈、眼球の突出などの症状があり、内科での加療を要します。

ふるえの原因をはっきりさせることは大切ですから、ふるえが続くようなら今後の生活指導も含めて、一度専門医を受診してみてください。

4　もの忘れにも善玉、悪玉がある

自覚症状があるうちは大丈夫?

ある日の昼近く、ご婦人がひとりで外来に来られました。最近、もの忘れがひどくて心配だという木村さん、68歳です。

「具体的に何か困ったことがありましたか?」

「ええ、先日も買うものをメモに書いておいたのに、そのメモを忘れて出かけてしまったり、二階に上がっても、何をしに上がってきたのか思い出せなかったり。娘にもおかあさん大丈夫なのって言われてしまって」

「それくらいなら誰にでもあると思いますが……」

「いや、それだけじゃないんです。スーパーで娘の同級生のお母さんとお会いして、どうしても名前が思い出せなかったりするんです。もう長年のお付き合いになるのにですよ。それに日記をつけていても、どうしても漢字が出てこないこともしょっちゅうですし……」

あまりに心配されるので、頭部ＣＴを撮影しましたが、異常は認められません。認知症を測る聞き取りテストでもまったく問題ありません。年齢相応のもの忘れですよと説明し、1年後にあらためて検査することにしました。初診料と頭部ＣＴなどで、１９２００円の3割で５７６０円の支払いでした。

脳外科の外来を訪れる患者さんで一番多いのは頭痛です。次にめまい・ふらつき、そして3番目がもの忘れがひどいと心配になって来られる方です。そうした自覚症状があって、自分で外来に来られる方の場合、まず認知症ではありません。認知症の方なら「自分は大丈夫」と言います。私の経験からしても99％は大丈夫でしょう。

もちろん、年齢相応だからと放っておくのではなく、脳のいろんな部位を使って、活性化するのは大切です。

たとえば日記をつけるのはたいへんいいことで、多くの方に勧めています。文字を書くのは脳のいろんな場所を使いますから、とてもいいのです。ほかには、新聞を読むときにできれば声を出して読むことです。黙読の場合は、後頭葉を使うだけですが、声に出すと言語に関係する脳を使いますし、自分の声を聞くことで側頭葉も使います。

ウォーキングなどの運動も大切で、血液の循環がよくなるだけでなく、脳の活性化にも効果があると考えられています。

認知症とそうではないもの

ある日、お嫁さんがお姑さんを連れて外来へやって来ました。

「最近、母のもの忘れがだんだんひどくなってきた気がします。きのう買った卵を自分で冷蔵庫に入れていたのに、きょうまた買ってきたり、財布を置き忘れたのに捜しもしないで、盗られたと大騒ぎしたり、かと思うと夕飯の献立を考えつかずにぼんやりしていたり……とても心配で連れてきました。これって認知症でしょうか?」

しぶしぶ連れてこられた本人のそばで家族が必死に訴えます。

「そういうことがありましたか?」

と姑さんご本人に尋ねても、首をひねるばかりです。

前項のような自覚症状のあるもの忘れの場合には、名前や漢字など、部分的に思い出せないということが多いのですが、自覚症状のない場合には、ものごと全体を忘れていることがよくあります。いつ、どこで、といった時間や場所あるいは順序などが理解できなくなることもあるので、連れてきたご家族と話が合わないこともあります。

とはいえ、老化にともなう正常な範囲の症状なのか、アルツハイマー病を含めた認知症なのかは、簡単には判断できません。

こうしたとき、まずは脳に器質的疾患がないかどうかをCTなどの画像で診断し、次にいくつか聞き取りテストをやってもらうことにしています。最も手軽で有名なのが「長谷川式簡易知能評価」です。きょうの年月日や野菜の名前を言ってもらうなどの聞き取りをして、30点満点。20点以下だと認知症を疑います。他にはMMSEといって長谷川式に似てはいますが、少し質問の内容が異なるテストでやはり30点満点。2、3点、長谷川式より点数が高くなるのが一般的です。そのほか10時10分を指す時計の絵を描いてもらうテストなども役立ちます。最後に、家族の方へ介護負担度などを質問して診断を下すこととなります。

65歳以上の人口が全人口の20%を超える「超高齢社会」に突入したわが国では、認知症患者の数は増加をつづけています。しかし、認知症を診ることのできる専門医は不足しており、まずは一般臨床医にかかって場合によっては専門医に紹介していただくことが大切です。

認知症には、必ず発生する中核症状と、人によって出たり出なかったりする周辺症状とがあります。

中核症状

①記憶障害　新しいことを覚えて、使うことができない
②失語　読む、書く、聞く、話すことがうまくできない
③失行　手足は動くのに、服を着る、歯を磨くなどの動作ができない
④失認　感覚機能は問題ないのに、さわったものが何かわからない
⑤実行機能障害　ものごとを計画し実際の行動に移すことができない
⑥見当識障害　時、場所、周囲の状況を理解できない

周辺症状

①興奮　不適当なことばを発したり、行動をとる
②脱抑制　感情を抑えられない
③幻覚　実在しない人やもの、音などが見える、聞こえる
④妄想　判断の誤りを訂正できない
⑤自発性低下　閉じこもって動かない、感情がない

上記の症状が次第にひどくなっていきますが、初期のアルツハイマー型認知症では最近の記憶

が低下し、日時の感覚がわからなくなります。物盗られ妄想、取りつくろい反応、うつ症状、自発性の低下がみられます。

具体的には「ごみ出しの曜日を間違える」「話の内容が混乱してつじつまを合わせようといい加減なことを言う」「いないはずの人がいると言う」といった例があります。

初期（第1期）は1〜3年の経過で中期（第2期）へと移行し、さらに後期（第3期）へと重症化していきます。寝たきりとなり、発症から8〜12年で亡くなる患者さんが多いのが現状です。

アルツハイマー型以外の認知症としては、レビー小体型認知症があります。比較的初期の段階からふるえや歩行障害といったパーキンソン症状がみられます。また視覚認知障害も特徴的で、「置物の犬を本物と間違える」「コンセントの穴とコードを見てゾウがいると言う」「床に引かれた線を見て段差と間違えてまたごうとする」などが見受けられます。

次に血管性認知症は脳血管障害に関連して起こる認知症でアルツハイマー型と合併することもあります。脳卒中から3カ月以内に認知症が発症した場合は血管性認知症の可能性が大きいといえますが、そうでない場合はアルツハイマー型との鑑別は困難です。

以前ピック病といわれた認知症は現在では前頭側頭葉変性症と呼ばれます。前頭側頭葉に萎縮がみられ意味記憶障害が特徴的です。つまり言葉の知識に対する障害があり、ものの名前が出てこないため、言い間違いをしたり、それを指摘されても初めて聞く言葉のような反応をします。患者さん自身は「わからなくなった」「頭がおかしくなった」と気にされますが、日常生活動作は比較的よく保たれています。また同じ時間に同じ店で同じものを買うといった行動をとったり、家を出ても同じコースをたどって帰ってくる周回や徘徊もみられます。

その他、認知症と似た症状に譫妄《せんもう》といって幻覚や興奮、妄想が突然出て家族を困らす意識障害があります。高齢者が入院した際など、急に環境が変わったときなどにみられます。うつ病も高齢者で認知症と間違いやすい病気です。認知症の鑑別とともに、専門医に早めにかかって適切な指導をあおぎたいものです。

認知症予防10カ条

では認知症にならないためにはどうすればよいでしょうか、とよく訊かれます。老化の予防はカキクケコと言われます。感動・興味・工夫・健康・恋の五つです。具体的にはどんな生活を心がければよいのかまとめてみました。

①毎日、声に出して新聞を読む

新聞を黙読していると脳の後ろ、後頭葉しか使われません。声に出すということは言語野を使い、自分の声が聞こえますから側頭葉も使います。また興味のあることなら覚えておこうとしますから、脳のいろいろな部位を活性化することになります。

②毎日、おしゃべりする

おしゃべりは相手があってできるもの。相手の言うことを理解し、会話することですから、これまた脳のいろいろな部位を活性化します。

③毎日、日記をつける、ときどき手紙を書く

書くということは脳のいろいろな部位を使わなくてはできません。そして漢字が思い出せなければ辞書で調べましょう。パソコンや携帯電話で変換に頼っているばかりの生活では案外手紙を書くことはむずかしく思えるでしょう。だからこそ脳が活性化するのです。

④料理をする、後片付けを手伝う、掃除をする

たとえば旬の野菜をスーパーで買ってきて、どんな料理を作るか、そして最後はどの皿に盛るか。料理には多くの要素があり、脳のいろいろな部位を使っています。後片付けや掃除には段取りが必要です。毎日これらの家事をおこなうことは脳の活性化に大変役立ちます。

⑤ストレスを解消する、嫌なことは忘れる

ストレスは心身ともに悪いことはご存じでしょう。そこでストレス解消法を自分で見つけ、嫌なことは忘れて明日に向かって英気を養うことは脳のためにも大切です。

⑥食べ物に気をつけ、腹八分

中高年になると必ず一つや二つは悪いところがあるはずです。血圧が高い、血糖値が高い、少々肥満気味、コレステロールの値が高いなどです。そこでトンカツや天ぷらは少し量を減らして食べようとか、食べたら運動しようとか考えて行動してください。また腹八分は出された

料理の8割を食べることではありません。20歳のころに食べた量の8割にしようという意味です。40歳を越えたら、食べ放題や飲み放題は慎みたいものです。

⑦水分をしっかりとる

真夏の熱中症対策で水分をしっかりとることの重要性はみなさんよくご存じかと思います。脳梗塞が夏場に多いのも、じつは脱水になりやすいからです。脳のためにも体のためにもこまめに水分摂取を心がけましょう。朝起床時は脱水気味になっていますから、まずコップ1杯水を飲む。三度の食事の際は必ずお茶を飲む。外から帰ったらお茶を飲む。寝る前にも飲んで、枕元にお茶を置いて床につくようにしましょう。

⑧散歩をする、適度の運動をする

運動は血液循環をよくします。無理のない運動を毎日しましょう。ウォーキングの際に気をつけることは、手を振って、歩幅はやや大きく、スピードも少し速めに。荷物を持たないでしっかり手を振ることが大切です。運動という意識をもってつづけることが大切です。そのためには夫婦で、グループで、目標をもって1日1万歩を目指しましょう。

⑨ながら族になろう

認知症の患者さんは二つ以上のことを同時にすることが難しくなります。外来受診の際に血圧を測るので上着をとってくださいと言い、上着を脱いでいるときを見計らって生年月日や住所を尋ねます。生年月日や住所は答えられますが、血圧を測ることは忘れており、もう一度促さないといけません。そこで二つ以上のことをするように普段から心がけておきましょう。こうして脳のいろいろな部位を同時に活性化することが認知症予防に効果的と考えられています。たとえば家事をしながらラジオを聞くとか、歌を口ずさみながら散歩をするといった具合です。

⑩ハグする

からだを触れ合うとよい脳波が出る、よい脳ホルモンが出るといわれます。そこで抱きしめる、握手するなど友人でも子ども、お孫さんでもよいので毎日ハグしてはいかがでしょうか。まだ実証されてはいませんが、明るく楽しい生活にプラスになることと思います。

認知症の治療薬

アルツハイマー型認知症の治療薬としては、長年、アリセプトしかない状況でしたが、2011年に三つの薬が認められて、現在は4種類使われています。以下に簡単にまとめておきます。なかでも飲むタイプではなくて、貼るタイプのものが登場したので、副作用がきつすぎればはがせばよいですし、薬を飲んだかどうかわからなくなってしまうことも少なくなりました。

コリンエステラーゼ阻害薬

①**アリセプト**

使い方　錠剤。3mg錠から始めて5mg錠を1日1回服用。重症では10mg錠。

副作用　下痢・吐き気などの消化器症状、焦燥感・興奮などの精神症状、不整脈。

②レミニール

使い方　錠剤。4mg錠1日2回8mgから始めて1日量16mgあるいは24mg。1日2回服用。

副作用　アリセプトと同様。

③イクセロンパッチ、リバスタッチパッチ

使い方　貼り薬。4・5mgのパッチから始めて9mg、13・5mg、18mgと増量する。

副作用　アリセプトと同様な症状のほか、発赤《ほっせき》、かゆみなど貼付剤としての皮膚症状。

NMDA受容体拮抗薬

④メマリー

使い方　錠剤。5mg錠から始めて10mg錠、20mg錠へと増量する。1日1回。

副作用　めまい、便秘、体重減少、頭痛、食欲不振、血圧上昇、転倒、浮腫。

ただしこれらは治療薬とはいっても、病気そのものを治すわけではなく、症状を軽くしたり、進行を抑えるくらいの効果しかありません。もし不安があれば、できるだけ早めに専門家の診断をあおぐとよいと思います。

ところが、認知症と同じような症状でも手術で治せるケースもあります。次章ではそのケースを見てみましょう。

第4章

手術で治せる脳の病気

1　手術で治る認知症1【正常圧水頭症】

歩行障害、尿失禁、もの忘れ

息子さんに連れられて、男性が診察室に入ってきました。とぼとぼと足取りが危なっかしく、息子さんが腕をしっかり支えています。

「斉藤誠さんですね。脳外科の角南と申します。今日はどうされましたか？」

斉藤さんはおどおどと視線をめぐらせているばかり。息子さんが代わりに答えます。

「父のことで相談に来ました。昔は体育教師で、定年退職後も公民館に勤めたり、保護司もしたりと健康には自信がある様子だったのですが、1年ほど前からでしょうか、急に仕事から身を引いてしまいました。どうしたのか聞いてもなかなか言わなかったのですが、どうやら出先で失禁してしまったのが恥ずかしかったらしいんです。最近はもの忘れがひどくなったようで、何度も同じことを訊いてきます。アルツハイマーではないかと心配になりまして」

「そうですか。斉藤さん、どんなことがお困りですか？」

と、父親に尋ねてみますが、本人はすぐに息子のほうを見上げて助けを求めます。

「お父さん、先生に困っていることをお話しして」

「うーん。とくに困ったことはないが」

「そうですか。困ったことはないですか。今日はどうやってここまで来られましたか?」

「息子の車で」時間は多少かかりましたが、答えてくれました。

「どちらから来られたのですか? ご住所は?」

「正円寺2丁目です」

「生年月日は?」

「昭和9年10月30日です」

「では今日は何年何月ですか?」

「えーと、えーと」

「いまは春ですか、夏ですか?」

「春ですかねえ」


認知症の方は昔の記憶はしっかりしていることが多いのですが、最近のことがはっきり答えられないことがままあります。斉藤さんも生年月日や住所は正解できましたが、今日の日付や季節が答えられなくなっていました。

そこで長谷川式簡易知能評価テストをしました。結果は30点満点の13点と明らかに認知症があると思われました。

しかし歩行障害、尿失禁、認知症状の三つがそろえば、正常圧水頭症も考えられます。頭部CTを撮影してみると、髄液がたまっている脳室が拡張しているように思えます。そこでさらにMRI検査をおこないました。髄液が脳の中心部にとくに多く、頭頂部側には少ないようです。脳は髄液に押されて、てっぺんの頭蓋骨に押しつけられているように見えます。やはり正常圧水頭症の可能性が高いと診断されました。

正常圧水頭症とは

水頭症は、第1章でクモ膜下出血の合併症としても説明しました。頭の中や脊髄の表面を流れる脳脊髄液、略して髄液と呼ばれる水の流れに障害が起き、脳の中の脳室という髄液の溜まる部屋が拡大して、脳を内側から圧迫するために症状が現れます。図4−1からは正常な脳とのちがいがよくわかると思います。

一般的には幼小児にみられる疾患ですが、高齢者では圧が正常であるにもかかわらず、水頭症をきたす「特発性正常圧水頭症」と呼ばれる疾患があります。原因はよくわかっていませんが、認知症の患者さんのうち5％程度はこの特発性正常圧水頭症と考えられるという報告もあります。これは認知症のなかでも手術によって治せる病気なのです。

症状としてはやはり歩行障害、尿失禁、認知症状の三つが特徴的です。歩行は足を左右に広げ、すり足や小刻みな歩き方になる人が多く見られます。認知症状では、アルツハイマー型認知症と

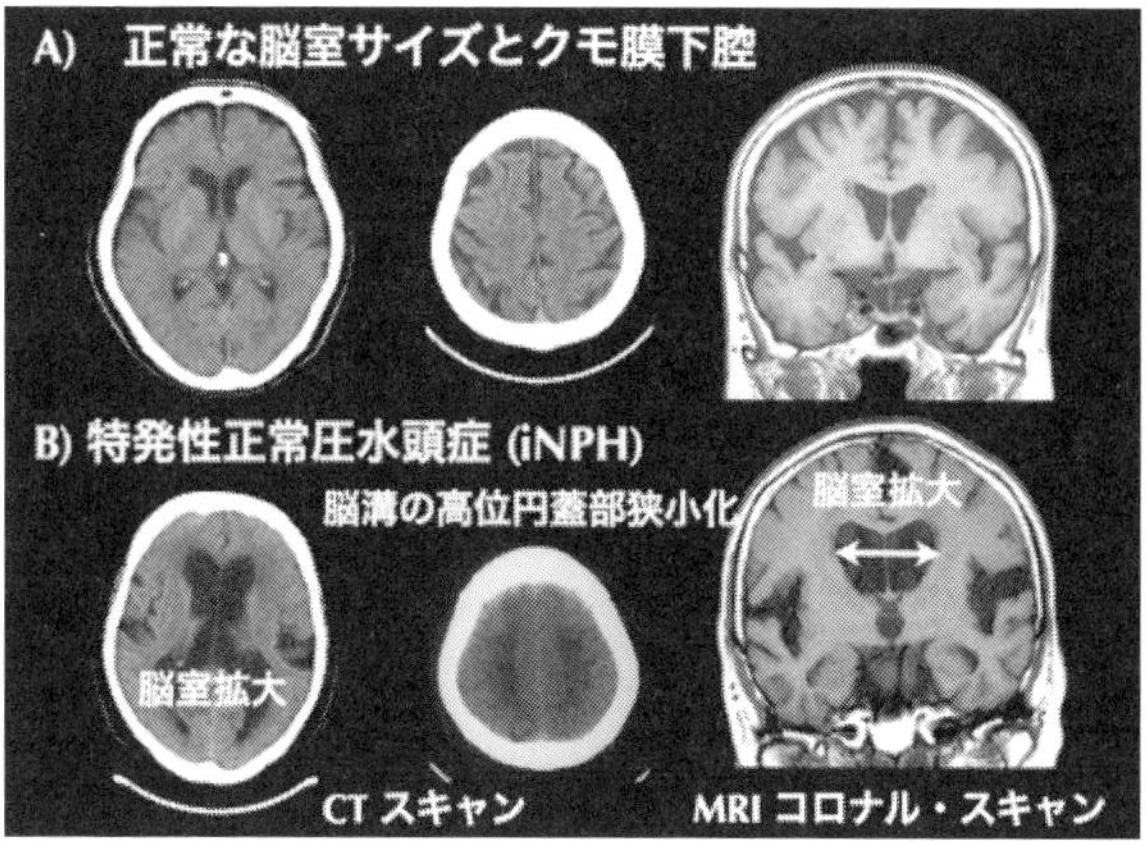

図4－1　正常な脳と正常圧水頭症のCTおよびMRI画像。特発性正常圧水頭症では脳室が拡大し頭頂部での脳溝が小さくなっており、MRIの前額断の画像が診断の決めてになる。画像は難病情報センターホームページ（2013年10月現在）から引用。

少し異なり、「徘徊」などは少ないようです。

画像診断で正常圧水頭症の可能性が高いと判断された斉藤さんには、次に「タップテスト」をおこないました。腰椎穿刺といって、細い針を脊髄腔に刺して髄液をゆっくりと抜きます。10～30㎖ほど抜いたところで、その反応を観察することにします。2時間ほど安静にした後、立ち上がって歩いてもらいました。歩きぶりは見るからによくなっています。足運びもスムーズで、スピードも速くなっているようです。これなら手術でよくなると判断しました。

2日後、「脳室腹腔髄液短絡術」（VPシャント）といって髄液を脳室からお腹の中に流すチューブを通す手術をしました。手術の翌日からリハビリを始め、1週間で歩行はかなり改善が見られました。

手術をすれば、歩行の改善は9割の方に、もの忘れとトイレの問題の改善は5割程度の方に見られます。中には劇的に生活レベルが改善するケースもあります。

2　手術で治る認知症2【慢性硬膜下血腫】

いつものおかあさんじゃないんです！

寒い冬のある日、小泉さんのお嫁さんから病院へ電話がかかってきました。小泉さんは以前から頭痛でわたしの外来に通っており、翌日が受診日のはずでした。お嫁さんが言うには、朝早くウォーキングをしていて転んでしまい、足首を捻挫したとのこと。嫁の私がいつもの薬を取りに行っていいだろうかという相談でした。

「そういうことでしたらお薬の処方だけしましょう、よくなってからまた受診してくださいとお伝えください」

翌日、代理でいらしたお嫁さんに「小泉さんは頭は打ったりはしませんでしたか」と尋ねると、「そういえば右のおでこにりっぱなたんこぶを作ってました」とのこと。「でも元気ですし、多少痛みはあるようですけどあまり気に留めていないようでした」

「高齢の方ですと、ちょっと頭を打っただけで、あとになって血が溜まってくる慢性硬膜下血腫という病気があるので気をつけてください。もし調子が悪いとか、頭痛がつづくようでしたら、一度ＣＴを撮りますから連れてきてください」

「そうなんですか。では近いうちに連れてきます」と、その日はいつものお薬をもって帰られました。

翌日電話があり、１週間後の検査をお願いしたいとのことで、外来受診と頭部ＣＴを予約しました。ところが当日になってお嫁さんから「母は調子は悪くない、脳外科の検査は必要ないと言い張って、友人と出かけてしまったんです」と連絡が入りました。どうやらたんこぶはなくなり、たしかに調子は悪くなさそうに見えるとのことですが、やはり心配なので、取り越し苦労かもしれないけれど、念のためにＣＴ検査を受けてほしいと再度伝えました。

それから３日ほどして、またお嫁さんから連絡が入りました。

「母が急にお友達とオーストラリア旅行に行くと言ってるんです。どうしても行きたいなら、ちゃんと検査をしてからにしてくださいって頼んでるのですけど、大丈夫と言って、取り合ってくれません。いつもなら石橋を叩いてわたるくらいの母なのに、最近どうもおかしいんです。なんとか連れていきますから、先生からもやめるように言ってもらえませんか」

結局、それから３日ほどしてようやく小泉さんがお嫁さんといっしょに来られました。オーストラリアの話を聞くと、うれしそうに友人二人とご一緒するのだと楽しそうです。まずは検査の

結果を見てからにしましょうと言うと、

「わたしがやめると友人に悪いからどうしてもオーストラリアに行きたい。今日は嫁がしつこく言うので来ましたけど、どこも悪いとこなんてないし、検査なんか受けたくないです」

確かにいつもの心配性で几帳面な小泉さんらしからぬ言動で、ちょっと心配になりました。いつもの頭痛はどうですか、と尋ねると、大したことはないと言葉を濁して、薬も飲んでいないようです。どうやら頭が重く感じられるらしいのですが、あまり言うと旅行を止められると思っているらしく、大したことはない、とくり返します。

ともあれ頭部CTを撮ったところ、心配した通り、慢性硬膜下血腫があり、しかもかなり脳を圧迫しています。血腫は、すぐにでも左の手足にまひが出るんじゃないかと思えるほどの大きさです。

「すぐに入院して、今日明日中には手術しましょう」と言うと、

「入院も手術もしません。まわりに迷惑がかかるやないですか。先生がそない言われるのもわかりますけど、べつに調子が悪いわけでもないし、ほっといてほしいんです」と言います。お嫁さんもびっくりして「おかあさん、先生の言うことをきちんと聞いて、手術してもらいましょう」と言い聞かせても、頑として首を縦に振りません。最後は仕事中の息子さんにも来ていただき、説得してもらいました。

頭を打ってから1、2カ月後に症状が

慢性硬膜下血腫は、頭を打つなどして、そのときにはあまり問題がなくても、1カ月くらいしてから脳を覆っている硬膜の下に血が溜まってくるものです。血が溜まるにしたがって脳を圧迫するので徐々に調子が悪くなり、頭痛がしたり、手足の動きが悪くなったり、ふらついたり、片側のまひやロレツが回らないなど、脳卒中によく似た症状が出ます。場合によっては認知症の症状が出ることもあります。

頭を打ったその日には画像診断でもわからないことが多いですし、本人が覚えていない程度の軽いけがが原因になることもありますから、こういう病気があるということを知っておいて、頭を打ったら1、2カ月は注意が必要です。

男性の高齢者に多いのですが、なかでも大酒飲み、血が止まりにくくなる薬を飲んでいる、透析を受けているなどの方は慢性硬膜下血腫になりやすいので、頭を打ったら念のため脳外科を受診したほうがよいでしょう。また、記憶力の低下、意欲の減退、自分や周囲の状況が正しく認識できなかったり、普段とはちがう性格になったりなど、認知症的な様子がみられるときは、画像診断で容易にわかりますから、受診してみる価値は大きいといえます。

慢性硬膜下血腫はゆっくりと症状が進むことが多いのですが、ときに急性増悪があり、脳ヘルニアを起こし、生命に危険をおよぼすこともあります。そのためにしばしば重篤な脳卒中と間違

われています。

治療は外科手術が有効です。頭に小さな穴を開けて血腫を吸い出す手術です。局所麻酔で、患者さんと話をしながら1時間とかからずにすむ簡単な手術ですから、もし主治医から手術を提案されたら従うのがよいでしょう。約10％の患者さんで再発することはありますが、定期的に検診を受けていれば、一般には予後良好な疾患といえます。


入院し手術をした翌朝、病室にいくと、小泉さんはベッドの上に正座をしてわたしを待っておられました。

「先生、わがままを申してすみませんでした。嫁が早く受診したほうがいいというのになかなか来ませんで、申し訳なかったと思っています。もう少しほっておいたら大変なことになっていたと聞きまして、本当にありがとうございました」

視線がはっきりとして、昨日までの小泉さんとはまったく別人のようでした。やはり慢性硬膜下血腫が大脳を圧迫して認知症の症状が出ていたのでしょう。

「血腫が思った以上に大きくて、１００㎖ありましたから、あと数日したら左の手足に力が入らないとか、歩けないとかの症状が出ていたでしょうね。お嫁さんが心配して無理やり連れてきてくれたおかげだと思いますよ」

小泉さんは嫁は命の恩人だ、心の底から感謝しているとおっしゃっていました。術後の経過も順調で10日間で退院となりました。

3　こんな病気も脳外科で治る1　【顔面けいれん】

顔が勝手にピクピク動いてしまう

岡田智子さん（54歳）は、以前から左目の周りがぴくぴくするのに気付いていました。気になりはしたものの「目が疲れているのだろう」と放っておいたといいます。

「実はこのところ左の顔がピクピクするようになりまして。左の頬から口がひっぱられるような感じで、ひどいときはあごのほうまでひきつるんです」

「いつごろからぴくぴくするようになりましたか？」

「左目は5年くらい前ですが、ひどくなったのは2年前くらいだと思います。かかりつけのお医者さんに相談したら、ストレスだろうということで精神安定剤を処方していただいたんですが、一向によくならないんです。知り合いから、同じ症状でこちらで診てもらってよくなった人がいると聞いて来ました」

たしかに診察中も顔がぴくぴくと動きます。鏡を見るのも苦痛だそうで、欠かさず通っていた習い事からもすっかり遠ざかってしまったとのこと。

「そうですか。この病気は顔面けいれんといいます。命に関わるようなことはありませんが、いったんけいれんが始まると、自然に治ることはありませんし、次第にひどくなる方が多いですから、治療が必要となります」

「脳の病気なんでしょうか？」

「原因の多くは、顔面神経が血管と接していて、その血管の刺激でけいれんが起こると考えられています。まれに脳腫瘍が顔面神経を圧迫していることもありますが、ＭＲＩで原因を調べてみましょう」

片側の顔の筋肉がピクピクと勝手に動く疾患を「顔面けいれん」といいます。最初は眼の周囲からピクツキが始まり、次第に頬やあごまで動かそうと思わないのに勝手に動いてしまう病気です。ひどくなるとほとんど一日中、寝ているときにもけいれんする場合があります。

顔面神経は脳幹から延びていますが、脳幹から出たところで多くは動脈が触れており、動脈の拍動が神経を刺激して、けいれんを起こすと考えられています。病気そのものは正常な神経と正常な血管が接触していることによって起こるもので、生命にかかわることはなく、放置しても差し支えはありません。ただ勝手に顔がひきつるので人前に出られないとか、仕事に差し支える、眼が閉じてしまい車の運転が危険だ、など日常生活に困ることも多くなってきます。

診断は慣れている専門医であれば顔のピクツキを見れば容易です。ただ眼の周囲のけいれんだけであれば、眼瞼《がんけん》けいれんのこともあり、顔面けいれんの初期か、眼瞼のみのけいれんか、区別がつかない場合もあります。

岡田さんはＭＲＩ検査の結果、脳には異常がなく、左の顔面神経が脳幹から出たところで動脈と接しているのが確認されました。

まずはボトックス治療を選択

治療法は手術と注射の二通りあります。顔面神経に接している血管を離してやる手術と、ボトックス注射です。

「ボトックス」は、食中毒を引き起こすことで知られるボツリヌス菌の毒素を商品化したものです。この毒素は筋肉をまひさせる効果があり、食中毒で重症になれば呼吸筋のまひを起こして命にかかわることになります。ボトックスはこれを希釈したもので、顔の筋肉に注射することにより顔の筋肉がまひしてけいれんを起こさないようにできます。

注射をすると、毒素が効果を示す3、4カ月の間、けいれんを抑えることができます。外来で注射すれば、効果は2、3日後から現れます。ただし高価です。1回の注射で1割負担で5580円、3割負担ですと1万6700円ほどかかります。

岡田さんも左の目の周り、頬、それにあごまでのけいれんする部位、計10箇所に注射をしました。注射針は非常に細いものですが、やはり多少の痛みはあります。目じりに注射するとしわが伸びて少し若く見えるというので、女優さんやタレントさんが美容整形の一つとして多く活用しています。もちろん美容整形の場合は保険は利きませんので、1回に数万円かかります。副作用は少ないですが、まれにありますのでよく担当医の説明を聞いてください。

岡田智子さんは手術の話、ボトックス治療の話を聞いて、とりあえず手術よりも怖くないからという理由でボトックス治療を選択しました。3日後から注射の効果を感じるようになり、ずいぶんと楽になったと言います。これで人前に出たり、お稽古事に参加するのもおっくうでなくなり、生活が変わったと喜んでいました。

手術を決意

しかし3カ月が経過したころから、再び左の顔がけいれんし始め、元の状態に戻ってしまいました。この治療は一時的にまひさせるだけの対症療法ですので、効果が切れれば再度受けなければなりません。

岡田さんは、このまま一生注射をつづけるのも大変だと考え、思い切って手術したいと申し出てこられました。手術すれば90%以上の人が一生顔面けいれんに煩わされないですみます。

手術前日に入院し、その日は、血液尿検査、心電図、胸部レントゲン、麻酔科医の診察を受けてもらい、さらに耳鼻科を受診して聴力検査をしてもらいました。顔面神経のそばには音を聞くための聴神経があるため、手術によって一時的ではありますが聴力の低下をきたすことがあります。それで、かならず手術前後に検査を受けていただきます。

いよいよ手術当日です。手術は「微小血管減圧術」と呼ばれ、顔面神経に触れている血管を離してあげる手術です。耳の後ろ、髪の生え際から少し後方に直径2・5㎝、ちょうど500円玉くらいの穴を頭蓋骨にあけます。小脳と頭蓋骨の間から脳幹という脳の深部の重要な組織を確認します。この脳幹は循環や呼吸の中枢があり、また多くの脳神経がここから出ていく場所で生命の中枢と考えられる大変重要な部位です。ですから、もしここを傷つけるようなことがあれば大きな後遺症を残すことになりかねません。

小脳の表面から5〜6㎝奥に入っていくと、脳幹から顔面神経が出ていくところが確認できます。すぐそばを聴神経が走っています。脳幹から出たすぐのところで顔面神経に触れている血管を探します。多くの場合、血管が強く顔面神経を圧迫しており、顔面神経に圧迫されたへこみが確認できます。ここの圧迫を取り除いてあげれば、きれいに顔面けいれんが治るわけです。周囲のくも膜を切って血管の走行を変えたり、いろいろと工夫して神経から血管を離していきます。完全に血管の走行を変えることができれば手術の目的は達成です。一般的な手術時間は約3時間です（図4－2）。

手術が無事に終わると、当日は集中治療室に一泊します。髄液を抜いてから手術するため、頭痛と吐き気、めまいがします。岡田さんは、翌日も頭痛とふらつきはありましたが、吐き気はほとんどなくなり、一般病室に戻って、昼食は少し食べることができました。その翌日には歩いて

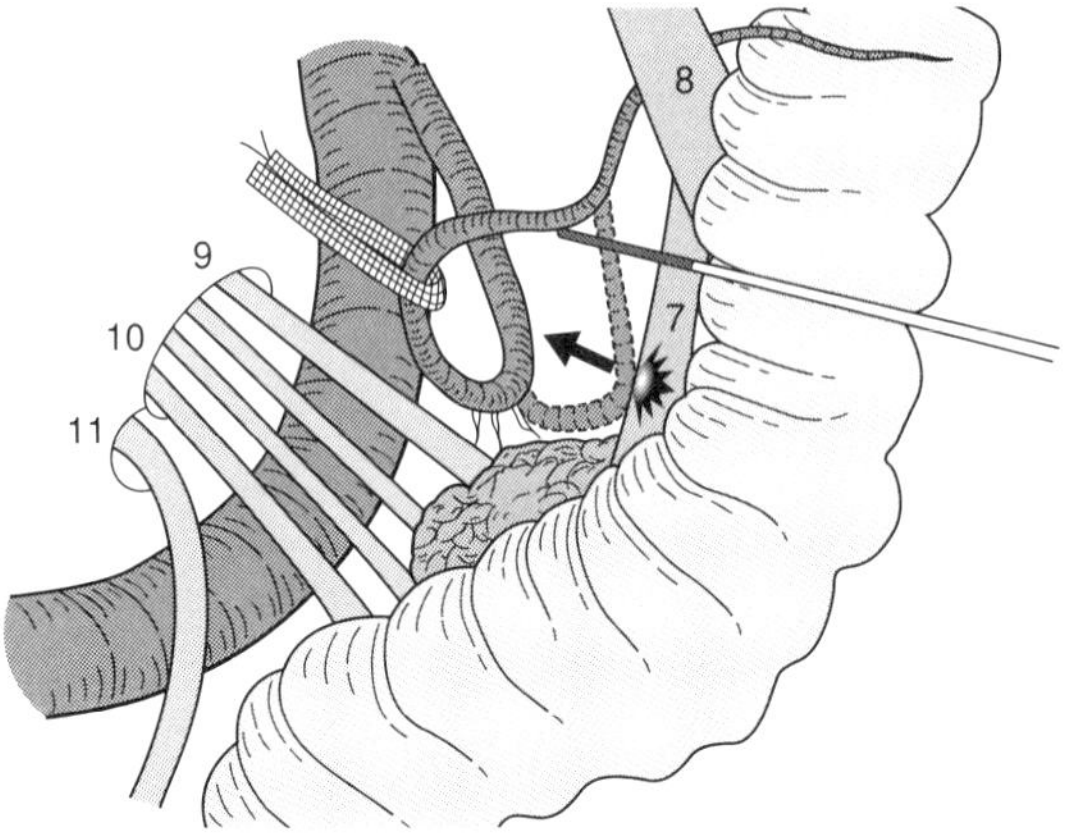

図４－２　顔面神経（第７脳神経・図中７）に触れている血管を離す。

トイレに行くことができ、手術から3日後にはほぼ元通りに回復しました。

顔面けいれんは手術から3日間は少しありましたが、その後はまったく起こらなくなりました。血管に圧迫されていた顔面神経は過敏になっているため、手術後もしばらくけいれんが起こる場合があります。手術から半年間もけいれんがおさまらないといって心配される患者さんもいらして、1年間は待ってくださいと答えています。ほとんどは手術から2週間程度で止まります。

岡田さんは手術から10日目に元気に退院されました。それから3年が経過しましたが、顔面けいれんは一度も起こらず、本人も人生が変わった、堂々と人前に出ることができて、お茶やお花の教室にも、カラオケにもみんなと行っていますと喜んでいました。

4　こんな病気も脳外科で治る2　【三叉神経痛】

びりびりと稲妻が走るような痛み

池田美穂さん（45歳）は、顔面の痛みを訴えて来られました。

「いつごろから痛みますか？」

「ここ1週間くらいです。最初は食事のとき、ものを噛むと右の頬から口の中にかけてズキズキと痛くて。食事はできませんし、水を飲むのもやっとという感じです」

「1週間ずっと痛みは続いていますか？」

「ええ、食事しなければあまり痛みは感じません。虫歯かと思って歯医者に行ったのですが、とくにどこも悪くなくて。でもとにかく右の頬に触れると痛いです。びりびりっと稲妻が走るようにひどく痛みます」

「痛みはどれくらいの時間続きますか？」

「そうですね。30秒から1分くらいでしょうか。そんなに長くは続きませんが、何度も痛みがくるんです」

「いまは大丈夫ですか?」

「ええ、いまは痛くありません。でも右のほっぺを押さえるときっと痛いと思います」

「右側の頬を中心に痛いのですね?」

「はい。でも痛いときはどこからどこまで痛いのか自分でもわかりません。下あごのあたりまで痛いような、口の中も痛いような……」

「おそらくは右の三叉神経痛ではないかと思います。一般には顔面神経痛と呼ばれています。三叉神経というのは3本に分かれていて、それぞれ担当があるんです。第1枝はおでこ、第2枝は頬、第3枝はあごの部分の感覚を担当しています。池田さんの場合は2枝と3枝に痛みがくるようですね。しびれはありませんか?」

「しびれはないです。動きもとくに問題ありません。あまり強く動かすと痛みが起こりそうで怖いんです」

「もし三叉神経痛と確定できれば、特効薬がありますから安心してください。まずは検査をしましょう」

三叉神経痛とそれに似た疾患

三叉神経痛は顔、歯、舌など顔面を主とした痛みです。顔は大変感覚が鋭敏な場所ですから、多くの患者さんがひどい痛みを訴えられます。突発的な痛みが数秒から数十秒の短い時間に起こります。5分も10分も痛みがつづくことはまずありません。顔の半分、おでこや頬やあごの部分が痛みます。

じっとしていても痛みが起こることもありますが、顔を洗ったり、食事をしたり、しゃべったりと顔を動かすことで痛みが誘発される場合も多いです。ひどくなると、歯みがきも化粧もできなくなり、しゃべることも食べることもできないこともあります。

脳には、脳神経という12対の神経があり、それぞれ重要な働きをしています。第1脳神経の嗅神経は、においを脳に知らせる役目をしています。第2脳神経は視神経、第3脳神経は動眼神経で、眼球を動かす働きをしています。

三叉神経は第5脳神経です。人では最も太い神経で、それだけ重要な役割を担っています。顔面の感覚はもとより、ものを嚙む「咀嚼筋」を支配しており、目の角膜にも三叉神経は通っています。この神経が刺激された痛みは、人が感じる最大の痛みとされています。

診断は専門医であればそれほどむずかしくありませんが、帯状疱疹や副鼻腔炎、非定型顔面痛など、三叉神経痛とは似て非なる病気もあるので、第2章で紹介した頭痛ダイアリーのように、いつ、どんなときに、どのような痛みが襲ってきたか、メモを取っておいて担当医に痛みをくわしく説明するのがよいでしょう。

副鼻腔炎はいわゆる蓄膿のことで、鼻づまりの症状や発熱などとともに顔面に痛みが生じることがあります。CTやMRIでわかるので、耳鼻科で治療します。

帯状疱疹による神経痛は識別が困難です。帯状疱疹はウイルス感染によって発症しますが、知覚神経に沿って炎症を起こしていくので、発疹が出る前にぴりぴりとした痛みを覚えることがあります。三叉神経に帯状疱疹ができると治った後にも痛みが残るケースがあります。

その他、顔面に痛みが生じる疾患としては、顎関節症、群発頭痛などがありますが、ＭＲＩの画像診断で三叉神経に触れている血管を確認できれば三叉神経痛と確定できます。

薬と手術

三叉神経痛の治療には以下の四つの方法があります。

①薬物治療

まずは特効薬と言われ、80％以上の患者さんで効果があるとされるテグレトールがよく効きます。

テグレトールはてんかんの薬で、神経の伝達を抑える働きがあるので、三叉神経痛に効くと考えられます。副作用として、ふらふらしたり、脱力や眠気がくる患者さんもけっこう多いのですが、副作用は数日内服を続けていれば、慣れてくる場合もあります。副作用が強い方は担当医と相談して、別の薬に変更してもらうか、別の治療法を考慮してもらうようにしてください。また長期に服用すると、徐々に効果が弱くなることも多く、まれに肝機能障害や血液障害を引き起こすことがありますので、血液検査などを定期的に受ける必要があります。

②神経ブロック

2番目の治療法は「神経ブロック」です。麻酔科やペインクリニックでおこなっています。三叉神経が頭蓋内から顔面へ出てくる卵円孔という穴のそばに、神経の集合した半月神経節というものがあるので、そこに麻酔薬を注射して一時的に神経をまひさせるものです。方法としては簡便ですが、問題は痛みがとれてもしびれや違和感が残ることで、これがまた患者さんを苦しめます。

③手術療法

3番目は手術療法です。先の顔面けいれんと同じ、微小血管減圧術によって、三叉神経とそれを圧迫している血管を見つけて、離す処置をします。経験豊富な脳外科医であれば90％以上の患者さんが痛みから解放されます。

④ガンマナイフ治療

4番目には「頭を切らずに病気を治す」とのキャッチフレーズで有名になったガンマナイフ治療があります。スウェーデン・カロリンスカ大学脳神経外科のラース・レクセル教授が1968年に開発しました。その後、改善に改善を重ねて現在では直径3㎝以下の脳腫瘍や脳動静脈奇形を手術することなく治療できる方法として威力を発揮しています。

ガンマナイフ治療はガンマ線をナイフのように用いる放射線治療です。放射線治療といえば、以前はコバルト照射を1日に少しずつおこない、1カ月も2カ月もかかっていました。患者さんは退屈で長い入院生活を強いられ、副作用で髪は抜け落ち、食欲はなくなり、げっそりとやせて、それはそれはつらい治療でした。ガンマナイフ治療は放射線（ガンマ線）を201本、虫眼鏡で光を集めるように病巣に集中させて照射する治療法で、普通は1回の治療で終了します。ですから検査を含めても1泊2日もしくは2泊3日の入院ですみます。

照射時に貫通する頭皮や頭蓋骨・脳・血管・神経への影響は少ないとされており、照射を受けた病巣のみが死滅していくと考えらます。これを三叉神経痛にも応用して治療しようという試みが成果をあげています。ところが残念ながら現在、脳腫瘍には保険が適応されますが、三叉神経痛には認められていません。ですから現状では60万円程度の高額の費用がかかり、誰でも簡単に選択できる治療法ではありません。

5 こんなところにも脳の病気が1 【不妊症】

婦人科から脳神経外科へ

石川葉子さんは31歳。Mレディースクリニックからの紹介状を持って外来を受診されました。

なぜこんなところに来たんだろうと、少し不安げな様子です。

結婚して3年。子どもが欲しくてたまらないのに、できないのだと言います。生理も不順で、最近は生理がほとんどない状態となりました。

不妊治療に行こうか迷っているうちに、1カ月ほど前からときどき乳首から乳が出て下着が濡れていることが多くなり、心配になって産婦人科を受診しました。血液検査の結果、プロラクチンというホルモンの値が異常に高いことがわかりました。プロラクチンは乳腺を刺激して乳汁を分泌させる働きがあります。プロラクチンの分泌が異常に亢進すると、高プロラクチン血症となって卵巣での排卵が抑えられ、生理がなくなると同時に乳汁の分泌が促されてしまうのです。

「プロラクチンが190ng／dℓですか。正常値は30ng／dℓ以下（ngはmgの1000分の1）ですから、たしかに高いですね」

「でもまさか、産婦人科で脳神経外科を紹介されるとは思ってもみませんでした。お医者さんはプロラクチン異常は薬で治療することもできるけれど、念のため検査してもらってくださいとのことでしたけど」

「プロラクチンは脳の下垂体というところでつくられています。この下垂体はホルモンの中枢で、成長ホルモンや甲状腺刺激ホルモン、子宮収縮ホルモンなどなど、全身の臓器にホルモンの分泌を促す働きをしているのですね。ですからホルモン異常で脳神経外科に来られるのはおかしくはないのですよ」

「下垂体ってどこにあるんですか」

「ちょうど脳の真ん中の底あたりです。鼻の奥の脳の底の骨の上に、豆粒くらいの大きさのものが乗っかっていると想像してください」

「その下垂体に異常があるということですか？」

「いえ、そう決まったわけではなくて、下垂体がホルモンをつくったりやめたりするのは、脳の視床下部というところがコントロールしています。そのバランスが崩れることもあります。そこをはっきりさせるために検査をしましょう」

不安な様子の石川さんには、その日は頭部のレントゲンと血液検査を受けてもらい、頭部ＭＲＩを予約しました。

翌週、頭部ＭＲＩを撮ると、下垂体に小さな腫瘍が見つかりました。プロラクチンを産生する細胞が増殖した下垂体腺腫、プロラクチノーマと診断しました。

投薬治療と手術療法

石川さんに画像を見せながら下垂体腺腫の説明をしました。

「どうしたらよいでしょう？」

「基本的に良性ですから、転移しませんし、大きくならなければ問題はありません。プロラクチン値さえ下がれば生理が再開し、生理があれば妊娠の可能性が出てきます。まずはプロラクチン値を下げる薬を服用して様子を見ましょう」

しかしことは簡単にはいきませんでした。薬の副作用で吐き気が強く、しばしば嘔吐して生活できないということでした。そこで入院してもらい、吐き気止めを飲み、点滴しながら薬を内服してもらいました。しかしそれでも吐き気がひどく、まったく食事がとれません。夫は「もうこんな治療はやめてほしい。わたしは子どもなんか欲しくない。妻のからだが一番だ」と訴え、退院を希望されました。葉子さんは「どうしても子どもが欲しい。薬がだめなら手術をお願いします」と懇願されます。

わたしの意見は、腫瘍が大きくなってきた場合、どうするかが問題だと説明しました。

「腫瘍が小さいままで、プロラクチンをコントロールできれば急ぐ必要はありません。ただ、もし腫瘍が大きくなって視神経を圧迫するようなことになれば、視野が狭くなったり、頭痛がするなど、ほっておけなくなる可能性があります。薬が飲めないなら手術を考えるほかありません」

「脳の手術、ですか」

「下垂体の手術は一般に鼻の穴から頭の底の骨を削っておこないます。この方法ですと直接脳に触れることがないので、脳を傷つける危険はありません。もちろん狭い視野から手術するわけですからリスクはあります。下垂体の一部を取り除くので、下垂体の機能が低下してホルモンの分泌が低下し、ホルモン補充が必要となる場合があります。また、術後に髄液が鼻の穴や口の中に漏れ出てくることがあります。ただし、いずれも手術の合併症として確率はそれほど高くありません」

最後は葉子さんの希望が通って手術することと決まりました。

入院して2日間、鼻の穴に詰め物をして食事をしたり、しゃべったりと練習していただきました。手術はある晴れた秋の日におこなわれました。午前9時に手術室に入りました。上の歯茎を切開し、鼻の穴から脳の底に達します。これは「経蝶形骨洞下垂体手術」というもので、最初にこれを手がけた脳外科医の名前から「ハーディーの手術」とも呼ばれます。手術時間は2時間30分で午後0時半には手術は無事成功して終わりました。

脳に触れない手術なので麻酔からの覚めもスムーズで、翌日から食事もでき、トイレにも自分で歩いていけます。抜糸が必要ない糸で縫っているので、傷も次第に癒えた10日後に退院となりました。

その後、プロラクチン値は正常に戻り、生理もきました。それから半年後、妊娠したと連絡が入り、無事出産したと女の子を抱いてわざわざ病院へ来てくれました。

6　こんなところにも脳の病気が2　【聴神経腫瘍】

電話が聞こえなくなった

「中村久子さんですね。脳外科の角南と申します。今日はどうされましたか?」

「1カ月ほど前から右の耳が聞こえにくくなりまして。電話は大体右耳で聴いていたんですが、最近は左でしか聞こえなくて」

「次第にひどくなりましたか?」

「そうですね。最近はほとんど聞こえていないように思います」

「耳鼻科は受診されましたか?」

「はい。そこで一度脳神経外科を受診するように言われたんです」

さらに話をうかがうと、右耳の聴力低下だけでなく、耳鳴りもあるとのことで、めまい、ふらつきも少しあるとのことでした。診察すると小脳失調といってややバランス感覚が落ちているものと思われました。1週間後に頭部MRIを予約して再診としました。

MRIの結果、右聴神経に腫瘍が見つかりました。

聴神経腫瘍とは

聴神経腫瘍は聴神経を包む細胞からできる良性の腫瘍です。良性ではありますが、すぐ近くに脳幹があるため、大きくなると生命に関わることもあります。初期の症状としては聴力の低下、耳鳴り、めまいが代表的です。

さらに聴神経の周囲には顔面神経、三叉神経、舌咽神経、迷走神経、外転神経、椎骨動脈などが存在し、腫瘍が大きくなってこれらを圧迫するようになると、顔の動きが悪くなったり、顔がしびれたり、食べ物をうまく飲み込めなくなったりします。小脳を圧迫すると、ふらついて歩きにくくなります。

聴神経腫瘍が小さければ症状は出ない場合もあります。大きくなると症状が出ますが、ゆっくりと何年もかかって増大する場合と速いスピードで大きくなる場合とがあります。そこで治療としては、①経過観察、②放射線治療、③開頭による摘出手術の3種類から選択します。

腫瘍が小さければ、半年ごとに画像診断で腫瘍が大きくなっていないかどうか経過を追うことから始めます。しかし腫瘍の増大が速ければ何らかの治療を考えなければなりません。

放射線治療は、三叉神経痛のところで紹介したガンマナイフによる定位的放射線治療（161頁参照）が一般的です。腫瘍が3㎝以内であれば放射線専門医に相談してください。増大スピードが速い場合や、腫瘍がすでに3㎝を超えている場合は、放射線治療ではなく摘出手術を選択することになるでしょう。

開頭による摘出手術は大変むずかしい手術とされています。というのは聴力をいま以上に悪化させないことと顔面神経を温存することがむずかしいので、経験豊富な脳神経外科医に執刀してもらわなければなりません。

中村さんの腫瘍は、大きさが2・5㎝であったため、ガンマナイフ治療を選択できました。手術とちがって頭を切ることなく治療できるのは患者さんにとって大きなメリットで、1回のみの照射でOKです。ただし手術とちがって効果の判定に数年を要するという短所があります。腫瘍が大きくならず、治療は成功に終わることが多いのですが、中には照射後も腫瘍の増大がつづき、最終的に手術にいたった症例もあります。その場合、当初よりも手術が困難となることも多く、すべての面でガンマナイフが摘出手術よりも優れているとは言えないのです。

7　こんなところにも脳の病気が3【髄膜腫】

ひきつけを起こし、交通事故で搬送される

「こちら西消防です。交通事故の41歳女性。単車で車と衝突し受傷。頭部に外傷は見当たりませんが、全身けいれんがあり意識はありません。バイタルは落ち着いています。搬送よろしいでしょうか?」

「はい。こちら脳外科の角南です。了解しました、搬送どうぞ」

ストレッチャーに乗せられ、石川久美子さんが運び込まれました。全身をばたばたとさせ、ひ

きつけを起こしています。顔色は青ざめ、呼吸がうまくできないので酸素不足に陥っているものと思われました。急ぎ酸素吸入を開始、血管確保、バイタルサインのチェックの後、けいれん止めの注射をしました。けいれん発作は一時的に止まりましたが、CT室へ行こうとエレベータに乗った途端、また全身にけいれんが始まりました。再度けいれん止めの薬を静注します。何とか落ち着き、頭部CTを撮影しました。

頭部CTで、前頭葉の中央に大きな脳腫瘍が認められました。この腫瘍がけいれん発作を起こし、意識を消失させて交通事故にいたったものと思われます。半日後には意識もしっかりし、少し頭が重いと言っていましたが四肢の動きもよく後遺症はないようでした。

翌日、頭部MRIを撮影し、周囲の血管との関係も明らかとなりました。頭蓋内の脳と頭蓋骨の間にある髄膜に生じた髄膜腫と診断されました。

もっともポピュラーな良性脳腫瘍

髄膜腫は良性脳腫瘍の中では最もポピュラーな腫瘍で、髄膜のあるところであれば、どこにでも発生するのですが、症状がとくにない場合も多く、脳ドックでたまたま発見されたり、女性に多いので高齢の女性がCTやMRIの検査を受けて偶然に見つかって驚かれることもあります。

このように高齢で見つかった場合は経過を観察するのみで治療が不要のこともよくあります。

つまり、腫瘍の場所と大きさ、患者さんの年齢、症状の有無によって治療を考えればいいのです。症状のない多くの髄膜腫は経過を見守るだけでよいと考えられます。10年経っても20年経っても大きくならない髄膜腫もありますし、高齢になると増大しない髄膜腫は多いと考えられます。

しかし脳の表面から深いところまでいろいろな場所にできるので、場所によっては今回の石川さんのようにけいれん発作を起こしたり、頭痛・吐き気などをもたらすこともあります。そうなると治療が必要です。

腫瘍は自然に小さくなることはありません。石川さんの場合、けいれん発作をなくすためにも、また診断を確定させるためにも、腫瘍を全摘出して病理診断するのが理想的と思われました。腫瘍の場所は前頭葉の底部で、全摘出が可能な部位であることから、手術を選択しました。

全身麻酔ののち、頭部を固定し、髪を輪ゴムでしばり、耳の上から頭頂部を通るように皮膚切開線を決めました。これならば髪に隠れて手術創は見えなくなります。額の皮膚をめくって額の骨をはずして前頭葉を持ち上げながら摘出を進め、腫瘍を全摘出できました。

腫瘍は良性で、後遺症もなく、半年間抗けいれん剤を服用しましたが、再発することなく、けいれん発作も一度もなく元気に暮らしています。

手術のほかにガンマナイフ治療もあります。ただ、すべての髄膜腫に効果があるわけではなく、また効果判定には数年を要します。

無症状で見つかった髄膜腫の場合は、腫瘍の部位、大きさ、患者さんの年齢などにより治療法が異なりますから、担当医とよく相談してください。担当医ひとりの意見では不安と思えば、セカンドオピニオン（第6章参照）も活用するとよいでしょう。

8　こんなところにも脳の病気が4　【転移性脳腫瘍】

チェーンスモーカーにおさらば

4月最初の日曜日、桜満開の公園から52歳の男性、近藤正二さんが救急車で運び込まれてきました。急に左手足の力が入らなくなり、脳卒中だと思い、救急車を自分で呼んだといいます。意識もしっかりしており、ちゃんと会話もでき、歩くこともできるようです。しかし左の握力は12kgで、右手の43kgに比べて明らかに低下していて、歩くと左足を引きずるようです。

ただちに頭部ＣＴを撮ったところ、右の頭頂葉に脳腫瘍と思われる病巣を認めました。

「近藤さん、どうやら脳卒中ではないようです。ただ、もう少しくわしく検査したいので、ＭＲＩも受けてくれますか？」

ＭＲＩの結果、思ったとおり脳腫瘍でした。脳の腫れが強いことから、転移したがんではないかと考え、胸部レントゲンと胸部ＣＴも撮影することにしました。心配は的中し、肺にもがんが見つかり、肺から脳へ転移した転移性脳腫瘍と診断されました。

「先生、胸の検査をしたということは、わたしは肺がんなんですね。大丈夫ですから、ちゃんと本当のことを教えてください」

「わかりました。あなたのおっしゃるとおり肺がん、そして脳への転移が疑われます」

「やっぱりそうですか。たばこを1日40本は吸ってます。アルコールも半端じゃありません。かみさんや子供たちからずうっと、やめるように言われてきたんです。いまさら遅いですね」

「そんなに悲観することはありません。脳への転移は幸い一つだけですから、手術で取ることができれば、左手足は十分に回復すると思います。肺のほうは呼吸器外科の専門医にこれから診てもらって、どんな治療が最もいいかを相談してみます」

「なんとか治せるのなら、先生の言うこと、全部聞きます。たばこはいまからやめますので、どうかよろしくお願いします」

そういってわたしの目の前で、持っていたたばこ3箱とダンヒルの高そうなライターをゴミ箱に捨て、本人が奥さんに電話をしました。その日はどうしても帰りたいとのことで、翌日の入院予約手続きをしていったん自宅に帰られました。

脳の腫瘍は転移しない

ほかのところでできたがんが脳へ転移したものを転移性脳腫瘍といいます。高齢化およびがん治療の成績の向上とともに転移性脳腫瘍の患者さんは増えてきました。とくに肺がんからの転移が圧倒的に多く、半数以上を占めています。がんになった患者さんの約10％で脳へ転移すると考えられています。

しかし、脳腫瘍がほかの臓器に転移することはありません。「血液脳関門」という一種のフィルターの働きがあり、脳に出入りできるものは選別されているからです。そのしくみはまだよくわかっていませんが、脳の腫瘍細胞はこの関門を通れないのです。播種といって、腫瘍が髄液などから脊髄に流れていって転移することはまれにありますが、遠くに行くことはありません。ただ、この血液脳関門があるので、抗がん剤が脳には入らないというマイナス要素もあります。

転移性の脳腫瘍による症状は、腫瘍によって脳が腫れ、頭蓋内の圧が増すことによる頭痛・吐き気があります。さらに進行すれば意識の混濁が起こります。腫瘍ができた場所によっては、運動まひや言語障害など脳卒中とよく似た症状が出ることもあります。

治療については、脳の腫れをとることを急ぐ場合もあります。その際には、まず脳浮腫をとるステロイド剤を投与するか、頭蓋内圧を下げる点滴から始めます。その後、原発のがんの状態、脳以外に転移していないかなどを検査し、さまざまな角度から最善の治療法を選択します。手術、放射線治療、化学療法などいくつかの選択肢がありますが、場合によっては何もしないという選択肢もあるでしょう。

脳への転移があれば、ほかの臓器へも転移していることが多く、一般的には予後不良と考えられがちですが、手術、薬剤、放射線治療などを組み合わせることにより治療成績は向上しています。よく担当医の意見を聴き、治療法を決定していただきたいと思います。もちろん脳神経外科の担当医だけでなく、原発巣の担当医とも十分に話し合う必要があります。

二つの手術

入院して全身の検索をした結果、近藤さんは肺がんと診断され、肺がんから脳へ転移したものと考えられました。呼吸器外科の担当医は肺がんも手術可能だと言い、また手術が最善の治療だろうとの意見でした。ただ現在は運動まひが出ているのだから、脳の治療を優先するべきだとも言いました。

脳腫瘍は脳の表面に一つだけで、全摘出が可能であり、ほかの臓器への転移も認められないことから脳腫瘍摘出手術を先におこなうことで、患者さんとご家族から同意を得ました。

脳の手術は無事にすみ、その3週間後、状態が落ち着き体力が回復したと思われたところで肺がんの摘出がおこなわれました。

二つの手術がすんだ後はしっかりリハビリに励んでもらい、肺の手術から2週間後に退院となりました。その後は肺と脳、そしてそのほかの臓器に再発がないかどうかを定期的に検査しながら抗がん剤治療をつづけます。手術前とまったく同じとはいえませんが、仕事にも復帰でき、左手足の運動機能も回復しました。

しかし1年6カ月経過したとき、頭部ＭＲＩで脳腫瘍の再発が認められました。脳の再発予防には、全脳照射といって、脳全体に放射線を当てる方法が最も効果があるとされていますが、放射線によって一部の脳細胞が壊死したり、脳が萎縮するといったマイナス効果も大きいのです。長期にわたって生存が期待できる場合は、定期的に脳の画像診断をしながら、もし腫瘍の再発が認められればガンマナイフ治療をする、という選択肢もあるかと思います。

近藤さんの再発腫瘍が1・5㎝と小さいことからガンマナイフ治療を選択しました。ガンマナイフは1回の治療が50万円と高額です。ただし保険適応となりますので、一定額を超える費用については返ってきます。

ガンマナイフ治療から1カ月後、3カ月後、6カ月後とMRIで経過を見ていますが、腫瘍は次第に縮小し、効果は十分と考えられました。もしまた別の部位に再発が認められてもまたガンマナイフが効果をあげてくれるでしょう。

第5章

脳卒中は防げます——脳卒中予防10カ条

わが国における死因別死亡率の推移を見てください（図5－1）。1951年、私が生まれた年に「結核」が死因の第1位から転落し、1976年、私が医師になった年に「結核」はベスト10からはずれました。抗結核薬のおかげで私たちは結核を克服したのです。

結核に代わって「脳血管疾患」が1980年までトップの座を占めてきましたが、その後「悪性新生物（がん）」がトップとなり、最近では「心疾患」が第2位に、第3位は「肺炎」、「脳血管疾患」は第4位となっています。しかし「脳血管疾患」で寝たきりとなり、1カ月以上経過したのちに「肺炎」で亡くなった場合、死因は「肺炎」とされます。つまり、決して「脳血管疾患」が減ったわけではないのです。

いつの日か、「がん」「心疾患」「脳血管疾患」も「結核」のように克服され、死亡原因のベスト10から外れる日が来ることでしょう。しかし、いずれの疾患もまだ牙をむいたままであり、克服の日は遠そうです。これらの疾患にかからない方法があれば、しっかり身につけていただきたいと思います。がんはまだ予防がむずかしく、早期発見が何より重要です。その一方、脳血管疾患は予防できると考えられるようになりました。

脳血管疾患、すなわち脳卒中は、重い後遺症が残るケースが多いため、医療費が非常にかかります。寝たきりや介護を要する方も多く（図5－2）、心臓病の医療費の倍以上を要しています。高齢者医療費としては第1位、患者数も増える一方で、2020年には300万人に達すると考えられます。いままでの老人福祉と老人保険の二つの異なる制度での高齢者介護は限界と思われ、

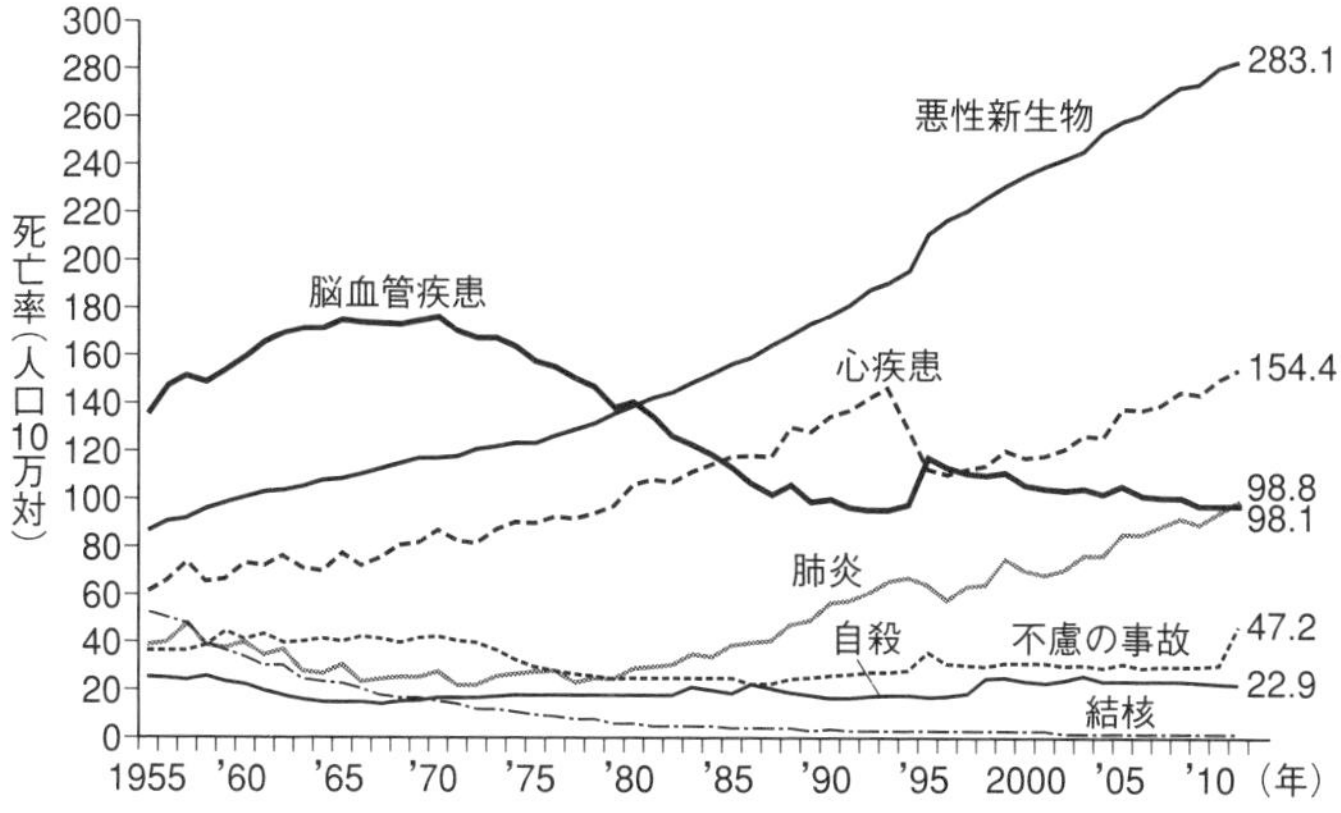

厚生労働省：平成23年（2011年）人口動態統計より作成

図５－１　死因別死亡率の推移

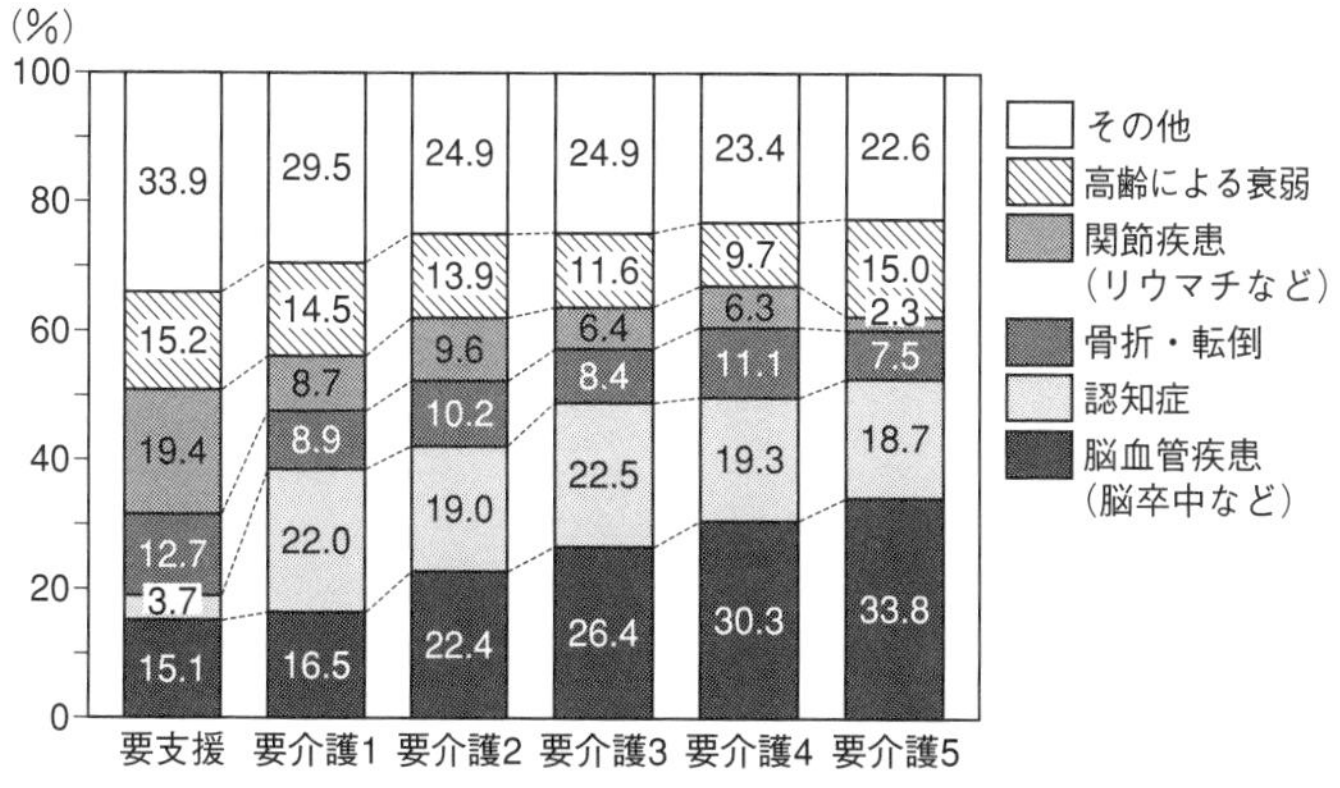

厚生労働省：平成22年（2010年）国民生活基礎調査より作成

図５－２　要介護度別にみた介護が必要になった原因

2000年4月から「介護保険制度」が導入されました。

諸外国でも1990年代に脳卒中を見直そうとの動きが盛んとなり、1995年にスウェーデンのヘルシングボーで開かれた会議において、①脳卒中の死亡率を下げる、②「ストローク・ユニット」の完備、③リハビリの充実など具体的な目標をかかげました。ストローク・ユニットとは、脳卒中専門の病棟で一貫した治療体制をとるもので、その有効性が評価を受けています。

また、欧米では発症早期の脳梗塞患者に対し、3時間以内なら詰まった血栓を溶かして劇的に症状が改善する薬t－PA製剤の使用が、1996年前後に各国で承認されました（2012年9月から4・5時間以内にまで時間が延長された）。そこで超急性期の脳卒中を「ブレイン・アタック」と名付け、盛んに啓発活動がおこなわれています。

わが国でも、1997年に「日本脳卒中協会」が結成され、活動を開始、1998年に厚労省が「脳梗塞急性期医療の実態調査に関する研究」班を立ち上げ、全国規模の調査が始まりました。そして2002年、これから述べる「脳卒中予防10カ条」を作成し、脳卒中は防げることをアピールしています。翌2003年からは毎年5月25日から31日までの1週間を「脳卒中週間」と定め、啓発に努めています。

第1条　手始めに高血圧から治しましょう

血圧が正常値でも安心できない

何と言っても一番危ないのは「高血圧」です。昔は低血圧もよくないとされていましたが、現在では多くの研究で「the lower, the better」、すなわち血圧は低ければ低いほどよいことが確認されています。

90歳以上の元気な高齢者を調べてみると、高血圧の人はいないどころか、正常血圧の人も少なく、低血圧の人が多いという報告もあります。85歳以上のデータはまだ少なく、くわしいことはわかりません。ただ、40代から70代までは低いほどよいのは間違いありません。

以前は、正常値が健康に最もよい値だと考えられていました。ところが、そうではないことが次々とわかってきたのです。正常値は必ずしも理想の値ではありません。現在では、50歳以上の男性の半数、60歳以上の女性の半数の方は高血圧であると考えられています。

低血圧気味という方は喜んでいただいて結構です。しかし、いつまでも若いときの値と変わらないと思っていたら大間違い。血圧は一般に中年になれば上昇します。いまの自分の血圧はどのくらいか、常に知っておいていただきたいと思います。

以前は収縮期血圧160mmHg以上、拡張期血圧90mmHg以上を高血圧症としていました。日本高血圧学会は2000年にこれを改定し、収縮期血圧140mmHg、拡張期血圧90mmHg以上としています。さらに正常血圧を130／85未満とし、理想血圧は120／80未満と決めました。

なぜ血圧が高いといけないのか

なぜ血圧が高いとよくないのか。図5－3をご覧ください。血圧が140／90を超えると明らかに脳卒中が増えているのがおわかりでしょう。

血管を流れる血液の圧力が高くなると、つねに血管を刺激して、動脈が傷つきやすくなります。それと同時に、血液を高い圧力で送り出しているのは心臓ですから、心臓が多くのエネルギーを必要とし、疲れやすくなってしまいます。つまり高血圧は、必ず血管や心臓に大きな負担をかけ、障害をもたらすといえます。

しかし高血圧自体には症状はないため、「サイレントキラー（沈黙の殺し屋）」と呼ばれます。高血圧になっても、10年、20年と、まったく異常を感じないことがありますが、20年から30年経つとかならず症状が出てきます。

高血圧の状態がつづくと、心臓は過重労働に対応しようと心筋を増やして大きくなります。これを「心肥大」と呼びます。また血管は、高い圧に負けまいとして壁を厚くします。高い圧力に

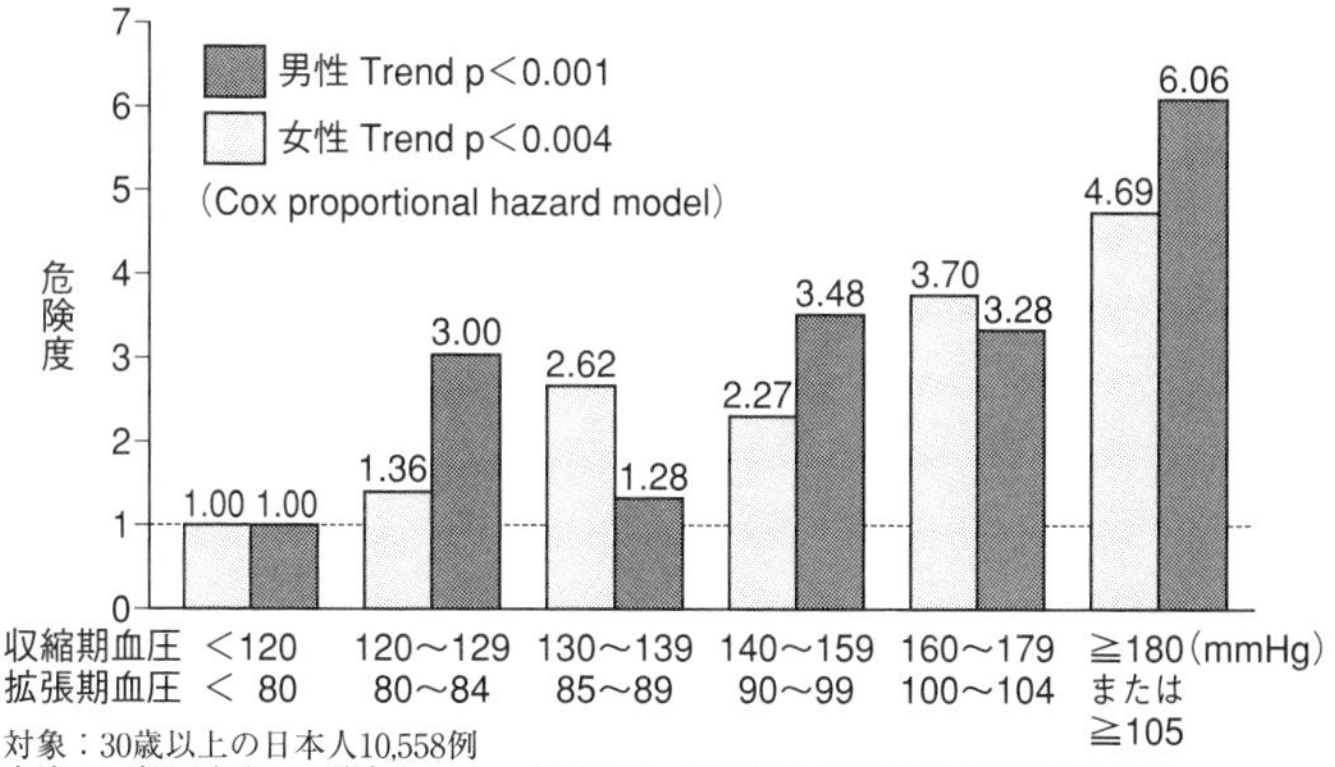

対象：30歳以上の日本人10,558例
方法：14年間追跡した前向きコホート研究で、血圧値と脳卒中死亡の関係を検討。
データは年齢調整後

NIPPON DATA 80：J.Hum,Hypertens,17：851, 2003

図5－3　脳卒中による死亡におよぼす血圧の影響

よって血液の成分が動脈の内壁に入りこんで、それにコレステロールが加わるなどして動脈硬化が進みます。

動脈硬化は全身に起こり、血液の流れを悪くしますが、とくに多くの血液を必要とする臓器である脳や心臓などに大きな害がおよぶことになります。

心臓の筋肉に酸素と栄養を運ぶのは冠動脈です。冠動脈が硬くなると血液の流れが滞り、そこに血のかたまりができやすくなります。こうして血管が詰まって心筋が血液不足になるのが、虚血性心臓病つまり狭心症や心筋梗塞です。

いっぽう、脳の動脈が硬くなると、心筋梗塞と同じように脳梗塞が起こります。また、硬くなった細い血管はもろくなるので、そこに高い圧力がかかると脳の血管が破れて出血が起こる。これが脳出血です。脳梗塞や脳出血など、脳の血管の障害が原因となって脳が正常に働かなくなるのを脳卒中というわけです。虚血性心疾患と脳卒中、どちらも一度に大きな発作が起こると命にかかわることがある、おそろしい病気です。そして突然やってきます。

欧米人は心臓が弱いのですが、わたしたち東アジアの人間は、脳の深部の細い血管が弱いとされています。脳卒中動脈と呼ばれる血管が詰まりやすく破れやすい、脳卒中を起こしやすい人種なのです。

二人の高血圧患者

ここで対照的な二人の患者さんの例を見てましょう。

青木陽子さん（55歳）は、以前から頭痛もちで、いろんな病院にかかりましたが、これといった異常はないと診断されてきました。保険のセールスをしている彼女はこのところとくに忙しく働いていましたが、1カ月ほど前から肩こりがひどく、頭が重くて仕事にも行けないほどとなり、私の外来を受診されました。

診察したところ緊張型頭痛と診断しました。頭部CTでも異常は見当たりません。しかし血圧が、CT前で180／100、CT後も176／98とかなり高いことが気がかりです。

「脳にはとくに異常はありませんでした。しかし、血圧が高いようですが、以前からですか？」

「以前、健康診断で高いと言われたことはあります」

「では頭痛の薬と肩に貼る湿布を処方しますが、食事療法と運動療法もあわせてしてください。3カ月後にもう一度診察しましょう」

青木さんは毎朝出かける前に30分のウォーキングをすることにしたそうです。仕事上歩く機会は多く、1日1万歩に近い距離を歩いていましたが、私が目標として指導した7日で7万歩を守るべく、休みの日に不足分を歩いたとのことで、3カ月後は少し晴れやかな表情で現れました。

「いかがですか？ ちゃんと運動もできていますか？」

「はい。毎朝30分のウォーキングをつづけています。雨の日は家の中で体操を30分やるようにしています。おかげさまで体重が3kg減って、気分もよくなり、頭痛はたまにしかありません」

血圧を測ってみると140／82で、かなり正常値に近づいていていました。

「高血圧が頭痛の原因の一つだったのかもしれません。血圧も落ち着きましたし、ストレス解消もうまくいって、さわやかな表情になりましたよ。この生活をつづけるようにしてください」

もうひとりの林吉弘さん（49歳）の場合はやや心配です。単身赴任して半年、自宅に帰れるのは月に1回。仕事の付き合いで酒を飲む機会も多く、食事は不規則だといいます。最近ふらついたり、立ちくらみがするというので、会社から見てもらってこいと言われてきたそうです。

「ふらつくようになって長いのですか」

「1カ月ほど前からです。気になっていましたが仕事が忙しくて」

頭部ＣＴでは異常が認められず、いたって健康そうにみえます。ところが血圧を測って驚きました。なんと２１０／１１０。これは重度高血圧です。

「え！　そんなに高いですか。会社ではだいたいいつも１８０／１００くらいでした」

「それでも十分に高いです。白衣高血圧といって病院に来ると血圧が高くなる人はいますが、それを割り引いてもかなりの高血圧ですよ」

「ふらつきも高血圧に関係があるのでしょうか」

「これだけ高いと十分に関係があると思います。まずは運動と食生活の改善から取り組んでいただきたいのですが、降圧剤も飲んでいただきます。あと、血圧手帳をつけてもらいます」

「いや先生、薬は勘弁してもらえませんか。父親が降圧剤を飲んでますが、あれは飲み始めたら一生やめられないというじゃありませんか」

「薬を飲まないで血圧がコントロールできるのならそれにこしたことはありません。しかし林さんのように重度の高血圧では薬なしではむずかしいです。もしどうしてもいやだとおっしゃるなら毎朝毎晩、血圧を測っていただいて血圧手帳をきちんとつけてください。それを見ながら薬のことを話しましょう」

林さんは「先生がそんなに言うなら」としぶしぶ血圧手帳に同意し、血圧計も購入することにしました。私からは上腕カフ型血圧計を勧めました。手首型や指型などいろいろな血圧計がありますが、日本高血圧学会では上腕カフ型血圧計がもっとも信頼できるとしています。

２週間後、再診にいらした林さんの血圧は１７０／96で、相変わらずでした。付き合いのお酒も減らせず、夕食を自宅でとることも少なく、運動もなかなかできないといいます。ふらつきも以前ほどではないがまだ治っていないとのことでした。血圧手帳に記された朝晩の血圧は病院での値ほどではありませんが、まだ高く、さらなる節制が必要と思われました。

「でも先生、晩には少し下がってますよ。午後はだいぶ調子もいいんです」

「早朝高血圧といって朝の血圧が高いほうが危険なんです。やはり降圧剤を処方しましょう。しっかり健康管理できるようになれば、薬なしでも血圧は落ち着いてくることがありますから」

「はあ、まあ高かったときのためにもらっていきます」

「林さん、薬は決められたとおりに飲んでいただかないと危険です。朝は薬を飲む前、食事をとる前に、晩は寝る前に血圧を測って毎日きちんと値を血圧手帳に記入してください。決して２錠飲んだり、思い出したときに飲むなどはつつしんでください」

高血圧がふらつきの問題だけでなく、脳卒中の最大の危険因子であることを説明して何とか林さんに薬でのコントロールを納得してもらいました。

コンプライアンスとアドヒアランス

以前は患者さんがきちんと薬を飲んでいるかどうかを「コンプライアンスがいい／悪い」といった言葉で評価していました。コンプライアンスは「服薬遵守」の意味で、命令や要求に従うことをいいます。
しかし最近は「アドヒアランス」という言葉が用いられるようになりました。患者さん自身が病状を理解し、治療の必要性を感じて、治療に積極的に取り組むという意味です。指示されたことに忠実に従うことよりも、患者さん自身が納得して治ろうとしているかどうかに主眼がおかれています。

生活習慣病の治療は長期にわたるため、運動したり食事を制限したりとつらいことが多いのは事実です。それで血圧や血糖がコントロールできればいいのですが、できなければどうしても薬を飲まざるを得ません。こうした血圧や血糖の薬は、治療ではなくあくまで危険が起こらないようコントロールする、患者さんの治ろうという気持ちをサポートするものです。以下に降圧剤の種類をまとめてみました。自分に合った薬はどういうものか、医師と相談して決めて下さい。

服薬の仕方を守ってもらえないのは、私たち医療側が信頼を失っているせいかもしれません。だからこそ、アドヒアランスという考えのもと、医師、看護師、薬剤師は患者さんに十分に理解してもらい、患者さん自身が実行可能な治療方針を立てようと常に考えています。脳卒中を防ぐのはご自身でしかできないことをあらためて知っていただきたいのです。

高血圧には自覚症状がない

高血圧の怖いところは、自覚症状があまりないことです。血圧の高い／低いが自分でわかる人

降圧剤の種類　高血圧症の治療に用いられる薬は大きく分けて6種類ある。

①カルシウム拮抗薬
特徴　カルシウムイオンには、動脈の壁にある平滑筋を収縮させる働きがある。カルシウムの働きを抑えて血管を広げ、血圧を下げる。
商品名　アテレック、アムロジン、カルスロット、カルブロック、コニール、ノルバスクなど

②ＡＣＥ阻害薬
特徴　レニンという酵素を阻害する。これはアンギオテンシン転換酵素（ＡＣＥ）の一種で、血圧を上昇させる働きがある。
商品名　コバシル、タナトリル、レニベースなど

③ＡＲＢ
特徴　アンギオテンシンⅡ受容体ブロッカーの略。比較的新しい薬で、血圧降下作用がある。効果はマイルドだが、動脈硬化を予防するなどの優れた効果が期待できるとされ、使用が増えている。やや高価なのが難点。
商品名　アジルバ、アバプロ、オルメテック、ディオバン、ニューロタン、ブロプレス、ミカルディスなど

④ベータ遮断薬
特徴　交感神経を活性化するアドレナリン・ノルアドレナリンのベータ作用を遮断することで血圧を下げる。不整脈・心不全・狭心症の患者にも予防的に使われる。
商品名　アルマール、インデラル、ケルロング、テノーミン、ミケランなど

⑤アルファ遮断薬
特徴　アドレナリン、ノルアドレナリンのアルファ作用を遮断することで血圧を下げる。
商品名　アーチスト、カルデナリン、ミニプレスなど

⑥利尿薬
特徴　腎臓から尿に排泄される塩分を増やし、血液中のナトリウムを減らすとともに循環血液量を減らして血圧を下げる。
商品名　フルイトラン、ラシックス、ルプラックなど

は少ないのです。頭痛・頭重感・めまい・ふらつき・耳鳴りを感じる人もいますが、多くの方は自覚症状がありません。さらに高血圧を放っておくと、動悸・胸痛・呼吸困難・足のしびれ・足の痛み・足のむくみなどの症状が進みます。こうなると要注意で、高血圧は脳血管だけでなく心臓や腎臓にも障害を引き起こします。

前述の林さんのような早朝高血圧の人はとくに要注意です。脳卒中と心臓発作は、午前6時から11時までに多いのです。ですから、病院だけでなく、自宅で規則的に毎日血圧を測ることが大切です。家庭で血圧を測定する場合のポイントは次の5つです。

①起床後1時間以内と就寝前の1日2回、できるだけ毎日同じ時間に測りましょう。
②朝はトイレをすませ、朝食や薬を飲む前に測りましょう。
③座って静かに測りましょう。
④上腕カフ型血圧計がお勧めです。
⑤測った血圧はすべて記録しましょう。

こうした血圧手帳の記録を担当医に見てもらって、いまの降圧剤でよいかどうかなどを検討してもらうようにしてください。

早朝高血圧の方は朝目覚めてからすぐに起き出さず、10分くらいふとんから出ないで、ゆっくりと起き出すようにしたいものです。

また病院・医院での血圧と家庭で測る血圧にかなり差がある人も多くいます。病院で測ると高いが、自宅で測ると正常という「白衣高血圧」の方は問題ありません。逆に、病院では正常だが、自宅では高いという方は「仮面高血圧」と呼ばれ、脳卒中などのリスクが高いと考えられます。仮面高血圧はストレスの多い人、仕事量の非常に多い人、職場と家事を両立させている多忙な主婦、ヘビースモーカー、血圧の薬が不十分な人などに多いとされ、1割程度はいると考えられています。

血圧を何度も測る方がいます。一度目に高い値が出ると、二度三度と測り、安心できる値が出るまで測り、その値を血圧手帳に書いてくる患者さんがいます。血圧は刻一刻と変化しますから、どの値も間違いではありません。心配であれば、病院に家庭の血圧計を持参して病院で測った値とも比較していただきたいと思います。

第2条　糖尿病、放っておいたら悔い残る

脳卒中と糖尿病

糖尿病も脳卒中の危険因子です。糖尿病では発病後5年から10年すると糖尿病の合併症である神経障害、網膜症、腎障害など小さな血管の障害による症状が徐々に出てきます。網膜症が進行すると眼底動脈の血流障害が起こるため、網膜に血液のいかないところができ、それを補うように新しい血管ができて増殖性網膜症になります。この新生血管は破れやすく、硝子体内への出血をくり返すので、網膜が剝離して視力が低下します。虹彩の調節障害で明暗の調節ができなくなると羞明感《しゅうめいかん》（ふつうの明るさでも異常にまぶしく感じられること）が強くなり、サングラスが必要になります。

糖尿病患者の60％に発病後20年で網膜症が起こり、そのため日本では毎年３０００人が失明しています。高血糖がつづけばつづくほど網膜症が進行するので、予防、治療には血糖を厳しく管理する必要があります。しかし逆に低血糖を起こすと新生血管から出血しやすいので、急激な血糖の低下を防ぐため、インスリン注射後は必ず食事をとる、運動する前にはいくらか食べておく

などの予防策を講じなければなりません。

糖尿病の合併症には、他にも心筋梗塞、脳梗塞、下肢動脈閉塞などの大血管障害があります。糖尿病患者では非糖尿病患者に比べ、心筋梗塞の発症率は3倍で、ひとたび心筋梗塞を起こすと、その2人に1人は再発作を起こすので、血糖管理は重要となります。

脳外科医になるまで糖尿病の患者さんがこれほど多いとは思っていませんでした。入院患者さんの血糖コントロールにも慣れてきましたが、多くの患者さんは糖尿病と脳卒中はまったく別の病気だと思われています。糖尿病がからだの血管にとても大きな悪影響をおよぼすことを肝に銘じていただきたいと切に願います。

みなさんが健康診断で受ける血液検査の結果で、注目していただきたいのは「HbA1c（ヘモグロビンエーワンシー）」です。糖尿病の診断には血糖、尿糖、インスリン、グルカゴンの測定、経口ブドウ糖負荷試験などが行われていますが、生理条件や測定方法により結果がちがってしまったり、負荷試験の場合は被験者に負担がかかるなどの問題点が指摘されています。これに対し、HbA1cは過去1～3カ月の平均血糖値を反映するとされ、さらに糖尿病の重症度と比例することから、現在では糖尿病の診断マーカーとして欠かせない存在となっています。また糖尿病治療のコントロール状態を把握する上でも絶好のマーカーで、7％以上はコントロール不良、合併症が出ないのは6％台、6％以下を目指すのが理想的とされています。

第3条　不整脈、見つかり次第すぐ受診

血管、血液つながりの問題

脈が異常に速く打ったり、ゆっくりになったり、不規則に打つのが不整脈です。不整脈の中には放置しても大丈夫なものから非常に危険なものまであります。手首の親指のつけ根で自分の脈をとってみてください。規則的に1分間に60回から80回程度打っていれば正常です。ときどき飛んでしまったり、規則的でなければ、一度専門医（循環器内科）にかかってください。どのような不整脈なのか、治療が必要かどうか、心電図、心エコー、負荷心電図などを使ってきちんと検査する必要があります。

第1章の「脳梗塞」のところで心房細動という不整脈が脳梗塞を引き起こす例を紹介しました。中高年になると、生活習慣によっては心房細動の発生率が急に高くなります。元巨人軍の長嶋茂雄さんが発作性心房細動から脳梗塞を引き起こしましたが、長嶋さんの生活習慣は優等生だったといいます。それでも脳梗塞で倒れたのです。

心房細動を起こすと、心臓の中のとくに左心耳というところに血液のかたまりができることが

あり、それが血流に乗って脳の血管に詰まる、いわゆる脳塞栓を起こします。

ある日、サウナで倒れて私の外来に運ばれてきた加藤正雄さん（59歳）もこの脳塞栓でした。

タクシー運転手の加藤さんは、勤務明けにサウナでのんびり休んでいたところ、急に動悸がして右手がいうことをきかなくなりました。様子がおかしいことに気づいた店員が声をかけましたが、ロレツが回らないようなので救急車を呼んだとのことです。

「加藤さん、ふだん飲んでいる薬などありますか？」

意識がはっきりしているようなので問い掛けてみましたが、加藤さんは言葉が出ないようです。右手と右足の動きが弱く、左の脳に障害があることは間違いなさそうです。すぐに点滴を確保し、頭部ＭＲＩ検査に向かわせました。

ところが検査中に全身のけいれん発作が起こり、点滴からけいれん止めを静注して約２分後にけいれんは止まったものの、グーグーいびきをかいて眠り始めました。脳卒中では意識障害をきたすと、舌根沈下といって舌がのどをふさいでいびきをかくことが多く、重症と考えられます。

ＭＲＩの結果、左中大脳動脈領域を中心に小さな脳梗塞がパラパラと散在しており、心電図で心房細動を認めたこととあわせ、脳塞栓と考えられました。駆けつけた奥さんに話を聞くと、今朝出掛けるときにもややロレツが回らず様子がおかしかったといいます。となると発症時間はかなり前だった可能性もあるためｔ－ＰＡの使用は断念し、エダラボンという脳保護薬を中心に点滴治療を直ちに開始しました。

脳神経外科では点滴治療とリハビリを続け、循環器内科で心機能のチェックをしてワーファリンという血を固まりにくくする薬が処方されました。錠剤と散剤があり、錠剤は赤黒い包装の白色の薬で、散剤はオレンジ色をしています。

このワーファリン、とても有効な薬なのですが、使い方が非常にむずかしいのです。なぜかといえば、同じ量を処方しても患者さんによって効果がちがい、また同じ患者さんでも、適切な薬の量が変わるからです。定期的に血液検査をしてそのつど薬の量を決めなければなりません。効果が強すぎると出血傾向が現れます。このようなときはすぐに担当医に指示をあおいでください。

血液検査ではPT－INRの値に注目します。PT－INRは血液の固まりにくさを表し、ワーファリンの効果が適切かどうかを判断する指標となります。標準は1・0で、数字が大きくなるほど血液が固まりにくいことを意味します。適切な範囲内に維持されるようにワーファリンの使用量を調節するのですが、70歳未満では2・0～3・0くらいがよいとされていて、70歳以上では安全性を配慮して1・6～2・6にすることが推奨されています。

またビタミンKを含む薬（グラケー、ケーワン）や納豆・青汁・クロレラなどはワーファリンの作用を弱めるので一緒に飲んだり食べたりしないように気をつけてください。なお現在では血液検査をしなくても一定量の服用でよいプラザキサ、イグザレルト、エリキュースという内服薬もあり、それぞれの抗凝固薬の長所短所を担当医によく聞いて処方してもらうようにしましょう。

第４条　予防には、たばこを止める意志を持て

喫煙指数が４００を超えると危険

たばこを吸う人はメタボリック症候群よりもはるかに高い危険因子を、たばこを吸うということだけで持っていると思わなければなりません。

脳外科の医者を長年やってきて、たばこを吸う人の脳の血管の老化がいかに早いかを知り、恐ろしいと毎日感じています。とくにＭＲＩが普及してからというもの、ＭＲＡ（ＭＲＩを使った脳血管の検査）で脳の血管が簡単に写し出せるようになって、喫煙者の脳血管がいかにガタガタといびつで細くなっているかを思い知らされました。40代でも70代かと思うほど動脈硬化が進んでいるヘビースモーカーの脳をたくさん見てきました。そういう方たちは脳血管性の認知症も発症しやすいと各国から多くの報告や論文が発表されています。

たばこが肺がんの原因だと知っている方は多いでしょう。脳卒中の危険因子としても非常に大きなリスクをともなうことが明らかとなり、たばこの本数が増えれば増えるほど危険性は高くなります。１日20本吸う人は吸わない人に比べて脳卒中の死亡率は１・７倍になると考えられてい

ます。[*] 1日平均40本だと脳卒中での死亡率は4倍とされています。[**]
たばこの害が出やすいのは、若いころから吸っている人で、喫煙指数が参考になります。

喫煙指数＝1日に吸う本数×喫煙年数

喫煙指数が400を超えると、脳卒中で倒れる危険が高くなると考えられており、すぐに禁煙が勧められます。たとえば1日1箱20本を30年吸っている人の喫煙指数は20×30＝600となり、非常に危険な状態といえます。

図5－5は世界各国の喫煙率です。日本の男性の喫煙率は、かつて（2000年頃）は平均で50％を超えていましたが、現在は、32％程度に下がってきました。

若い女性の喫煙率が上昇しているデータがあり、心配です。心配の一つに、低体重出生児の問題があります。低体重出生児とは、出生時の体重が2500g未満の新生児のことで、1980年頃からその割合が増加傾向にあります。理由はさまざま考えられるものの、妊娠している妻がいる家庭で夫だけが喫煙している場合、低体重出生児の生まれる危険率は1・7倍、夫も妻もた

＊NIPPON DATA 80による
＊＊厚生労働省・脳卒中ホームページ　www.mhlw.go.jp/topics/bukyoku/kenkou/seikatu/nousottyu/

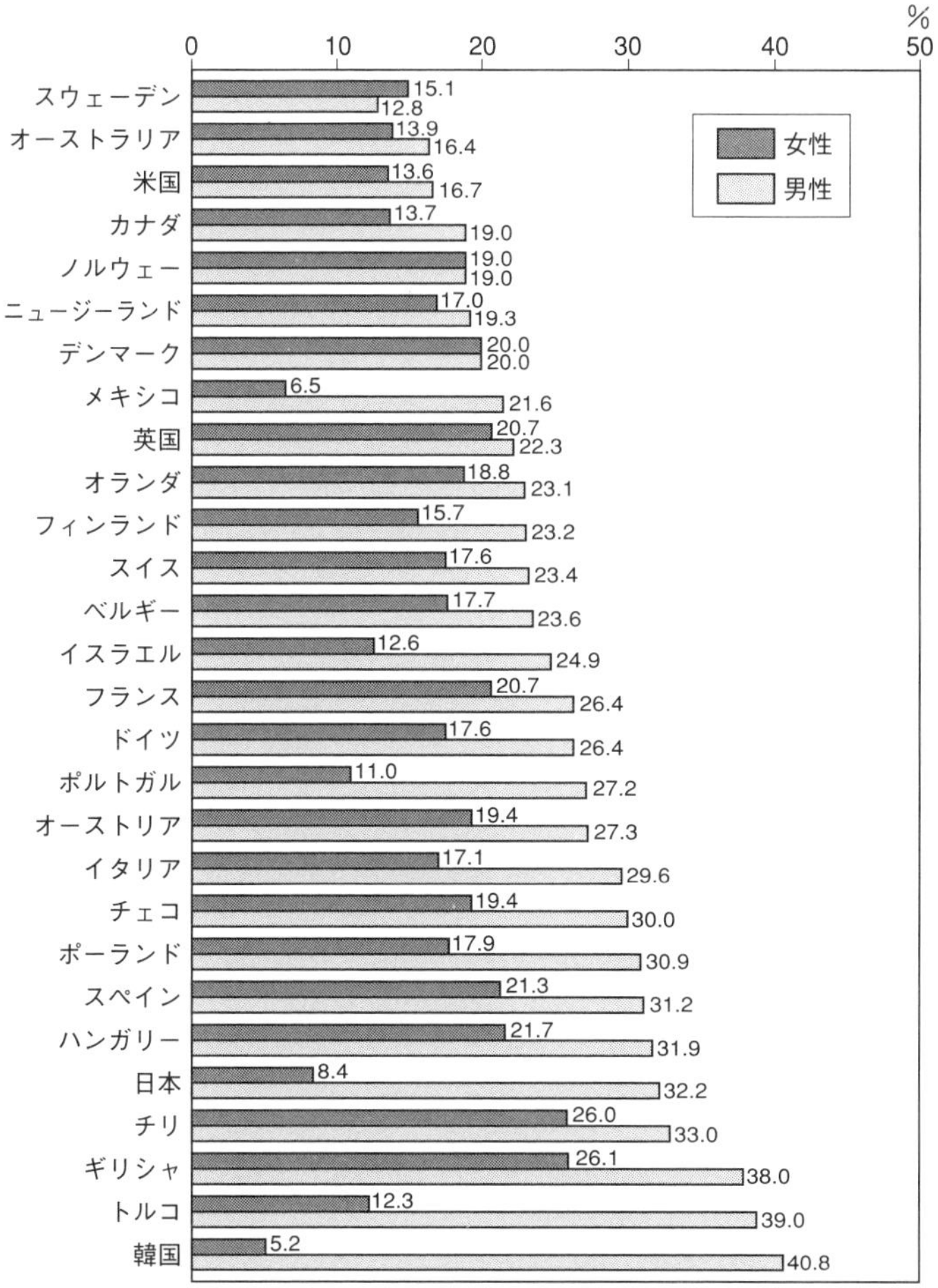

(注)15歳以上の毎日喫煙者の比較。男性喫煙率の低い順。
(参考資料)OECD Factbook 2013：Economic, Environmental and Social Statics

図５－５　男女別喫煙率の国際比較

ばこを吸う場合は危険率が2・8倍となります。低体重出生児は健康面などで問題が多いとされています。ときにベビーカーを押しながらたばこを吸っている母親を見かけますが、赤ちゃんの覚える母親の臭いがニコチンやタールかと思うといやな気持ちになります。

たばこがいかにからだに悪いかは以前からわかっており、多くの人も知っていることです。ところが世界中の国々でたばこを禁止している国はないようです。日本政府の対応も中途半端としか思えません。悪いとわかっているのになぜ積極的にたばこを追放しないのでしょうか。その理由は、おそらくたばこが医療費抑制の最大の武器になると考えているのではないでしょうか。たばこが原因で本来早死にする人が、たばこをやめて長生きすると、医療費がますます増大するのではないかと危惧されているのだと思います。愛煙家は国家のために自己を犠牲にして税金をたくさん納めながら寿命をも縮めている愛国者なのかもしれません。わが国からたばこがなくなると、脳卒中の発症が60％も減少するという試算もあります。

たばこは多くの先進国では800円前後となっています。英国では1200円です。わが国も先進国並みの800円にしていただきたいと思います。

禁煙すると起こること

「禁煙しても、すぐには効果が出ないんじゃないか」とか、「いまさら禁煙してももう手遅れじゃないか」と考える方も多いと思います。確かに肺がんをはじめとしたがんの場合は、禁煙から

5年以上たたないと効果は上がりません。しかし脳卒中や心筋梗塞のリスクは比較的速やかに効果が現れると考えられます。

　また、次のような効果も確認されています。

禁煙してからの経過時間	効果
20分	血圧・脈拍・体温が正常になる
8時間	血液中の一酸化炭素濃度が正常化し、酸素濃度が正常に上がる
24時間	心臓発作のリスクが減る
2日以内	末梢神経が再成長を始め、嗅覚・味覚が改善する
2〜3日	ニコチンが体内から検出されなくなる
3日	気管支が緩み、呼吸が楽になる
2〜3週間	循環器機能がよくなり、歩くのが楽になる。肺の機能は30%もよくなる
1〜9カ月	せき、疲労感、けんたい感、息切れが減る。肺の細胞が修復されキレイになり細菌感染が減る
5年以内	肺がんで死亡するリスクが半分に減る
10年以内	肺がんの死亡リスクが非喫煙者と同程度になる。ほかのがんのリスクも減る

あなたがたばこを吸っているなら、一度試してください。たばこを吸う前と後で血圧を測ってください。一服したあとは必ず血圧が上がっていることでしょう。たばこに含まれるニコチンは血管を収縮させて血圧を上昇させます。また、血液を固まりやすくします。たばこの煙に含まれる一酸化炭素は血液中の酸素を不足させ、それを補おうと赤血球が増えます。赤血球が増えると血液の粘りが増し、血液がドロドロになり、血栓ができやすくなります。善玉コレステロールを減らし、悪玉コレステロールを増やし、動脈硬化を促します。心臓への負担もわずかではありません。たばこは周囲の人へも悪影響をおよぼすことがわかっています。禁煙すれば、血圧が下がり、脳卒中の発症は明らかに減るのです。

「禁煙」に遅すぎるはありません。家族への愛情が強ければ必ずやめられます。私もそうでしたから。

第5条　アルコール、控えめは薬、過ぎれば毒

酒は百薬の長

アルコールは決してからだに悪いわけではありません。

適度にお酒をたしなむ人は、まったく飲まない人に比べると脳卒中になる危険がやや低いと言われます。問題はその量です。「適度に」というのはどのくらいの量なのか。気になる量については後ほど触れるとして、お酒の効果について見てみましょう。飲酒が血液の流れにどう影響するのか、以下五つのグループに分けて調べた報告があります。

①アルコールを毎日欠かさず少し飲む人
②アルコールを毎日欠かさず大量に飲む人
③毎日ではないが、ときどき少し飲む人
④毎日ではないが、ときどき大量に飲む人
⑤まったく飲まない人

以上のうち、最も血液の流れがよかったのは①の「毎日少量飲む」グループでした。次が④のときどき大量に飲む人で、以下②、③と続き、最も流れが悪かったのは⑤のまったく飲まないグループでした。アルコールは血小板の血液を固める機能を弱めて、血液を固まらないようにする働きがあることがわかっています。

80歳、90歳になっても、よく食べよく飲む元気な高齢者の血液を調べると、善玉コレステロールが高いといわれます。健康診断ではＨＤＬとしてよく見られる数値です。早死にの人は善玉コレステロールが低いとの文献もあります（NIPPON DATA 90）。そしてお酒には善玉コレステロールを増やす作用があるのです。

また、飲酒のＪカーブと呼ばれるものが知られています（図５－６）。まったくお酒を飲まない人とくらべて、少し飲む人のほうが健康リスクが低く、飲酒量が増えるにつれ飲まない人よりリスクが高くなるのです。すべての疾患について言えるわけではありませんが、脳梗塞には当てはまるとされています。

そして何よりもお酒がからだにいい理由は飲むと楽しくなるからです。ですから、楽しくないお酒は飲んじゃいけません。ストレスを発散し、上司の悪口を言ったり、近所の奥さんのうわさ話をしたり、芸能人のスキャンダルを見てきたようにしゃべったり、これがまた楽しい。ひとりで暗くわびしく飲むのは健康によくないです。そういうお酒は失恋したときくらいにして、おしゃべりとお酒を楽しむ飲み方が最高でしょう。おしゃべりはとても大切です。おしゃべりにはもちろん相手が必要で、しかも聞き上手の友だちがいれば言うことなしです。その楽しいおしゃべりを、お酒がさらに輪をかけて盛り上げてくれることでしょう。

よい飲み方、悪い飲み方

サラリーマンの多くは飲み会で短時間に集中的にいっぱいお酒を飲みます。これはよくない飲み方です。人それぞれ飲むペースがあるでしょう。ペースを守りながら、飲んでいただきたいものです。集団で飲むときはコツがあります。たとえば中年５人で飲む場合、２人くらいは糖尿病や痛風で悩んでいるはずです。痛風の人が、

「この前ビールを飲みすぎて、次の日発作が出て、仕事どころじゃなかったよ」

と教えてくれます。そんな話を酒の肴にすれば、お互いの飲み方を反省し、飲み方の質も向上

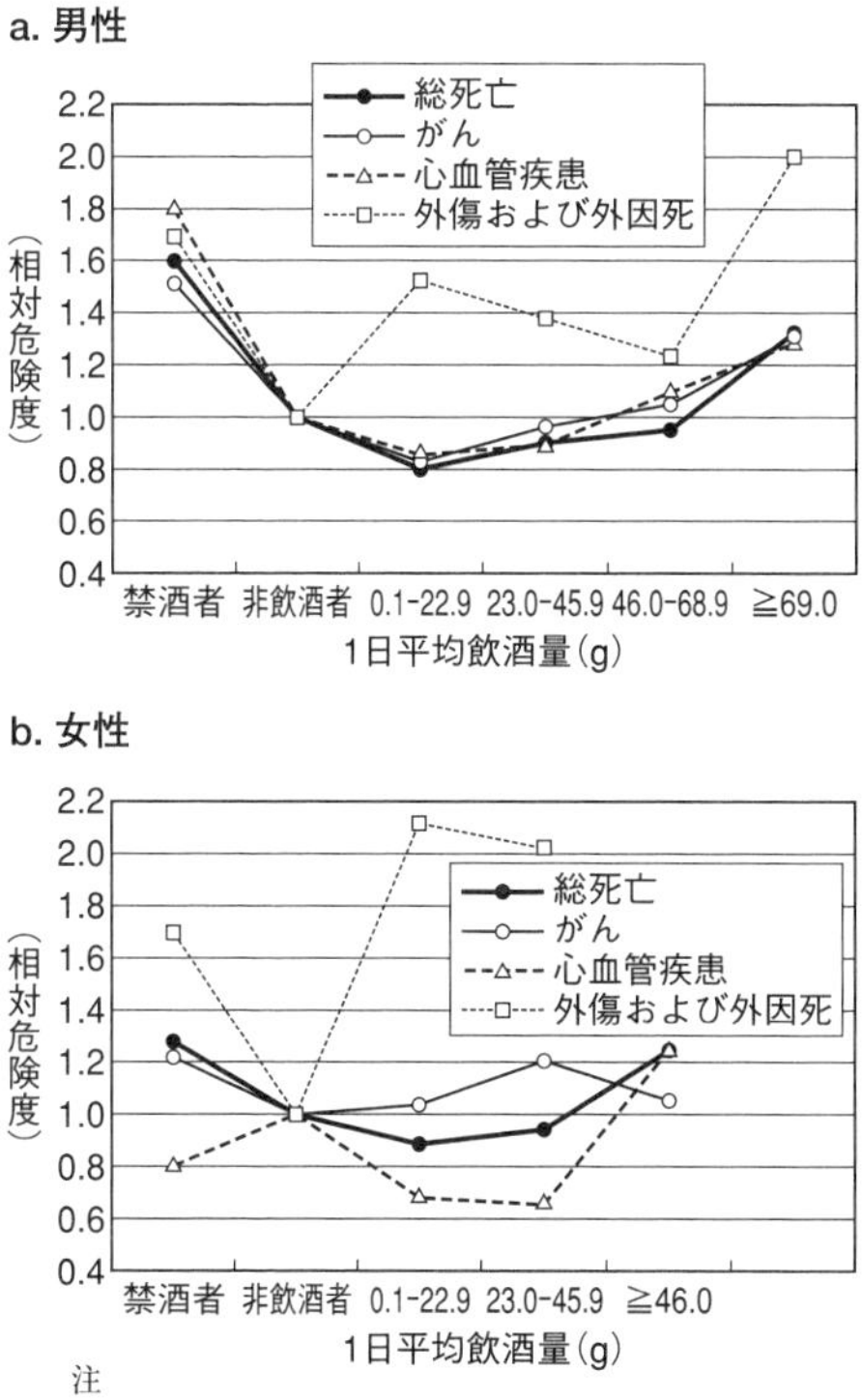

注
(1) 40歳〜79歳の男女約11万人を9年〜11年追跡した。
(2) 死亡率の相対リスクは、年齢、BMI、教育歴、喫煙、運動、糖尿病と高血圧の既往で補正されている。

（出典　Lin Yほか, Ann Epidemiol, 15:590-597, 2005）

図５－６　飲酒のＪカーブ。非飲酒者を１として飲酒量別の相対死亡リスクをグラフ化したもの。

するというものです。

そんなときも空きっ腹に飲んじゃいけません。まず二口三口食べてから飲み始めましょう。空腹だと胃の幽門という下の扉が開いています。そこへお酒が入ると、超特急で胃を通り越して、あっという間に腸まで流れていってしまいます。腸は吸収が速いために、血液中のアルコール濃度があっという間に上がってしまうのです。何か胃に入れておけば幽門が閉まって消化活動が始まるので、それからおもむろに飲むのがいいでしょう。

また同じ量でも一度に飲むよりは毎日少しずつ飲むのが健康的です。週7合飲むとして、1日や2日で飲むより1日1合がよいのです。できれば「休肝日」を作るのが理想的ですが、休肝日を作ってその前日やその翌日に大量に飲んだのでは逆効果です。

へべれけになるまで飲むのももちろんよくありません。次第にお酒が効かないからだになって、それにつれて量も増えてしまい、最後にはからだが受け付けなくなって飲めなくなるのです。とくに肝臓を悪くすると、お酒を見るのも嫌になります。あれだけ好きだったのに、飲めないのはつらいことでしょう。ですから、毎日ちびちび死ぬまでお付き合いすればいいのです。

「ちびちび」といえば、外国人は日本のおちょこがなぜ小さいのか不思議に思う方が多いと聞きます。私たちのご先祖様はいかに賢かったことでしょう。少量ずつ飲むことがどんなにからだにいいか。大きなジョッキで飲むことは決してからだにいいとは思えません。どうせ「ジャパニーズフラッシング」といって、日本人はすぐに顔が赤くなると外国人からばかにされるのですから。

でもこれは、飲み過ぎず、昼間から飲む習慣ができませんし、よいことだと思います。

よいお酒、適量とは

お酒を飲むなら何がいいですか？　と患者さんに時々訊かれることがあります。これはむずかしい。フランス人はあれだけワインを飲むのに脳卒中が少ないといわれ「フレンチパラドックス」として不思議がられています。おまけにフランス人は比較的喫煙率が高く、肉食が多いにもかかわらず、脳卒中の親戚ともいえる心臓の血管病（冠動脈疾患）の罹患率が驚くほど低いとされています。「ポリフェノールを含む赤ワインがいいのだ」と、まことしやかにいわれますが、固まった血液を溶かす実験でみると、ワインよりも焼酎のほうが酵素の活性値が高いのです。そこは好みもあるでしょうから、これ以上はみなさんにおまかせしましょう。いずれにしても、ワインにせよ焼酎にせよ、飲み過ぎればよくはありません。

ではいよいよどのくらいが適量かに話を戻しましょう。

もちろん個人差はありますが、健康的な飲酒のキーワードは「2」といわれます。日本酒1合分のアルコールが分解されるのにかかる時間は約3時間。ですから健康的なお酒の量は2合。これなら約6時間でアルコールが抜けますから、翌朝には気持ちよく目覚めることができます。ビールは中ビンで2本、ウイスキーの水割りダブルで2杯、といったところです。ワインなら3杯までは大丈夫でしょうね。

肝臓を痛めると手術ができない

最後に、飲みすぎがよくない理由をあらためて述べておきたいと思います。アルコールを飲むと、肝臓がアルコールを分解しようとせっせと働きます。そのために血糖値が下がって空腹感を感じ、食欲がわくといわれています。お酒の席でついつい食べ過ぎてしまうのはそのせいですが、これによって塩分をとりすぎれば高血圧のもとですし、肥満になればやはりよくありません。

これは間接的なデメリットですが、肝臓を酷使した結果、肝臓を壊してしまうとより深刻です。肝臓では血液を固まらせる因子もつくっているので、肝機能が落ちると血液の凝固障害が起こります。そうすると、たとえば脳出血などで手術が必要になっても、手術できないことがままあります。もちろんほかに手立てはとりますが、そうした困難がありうることを知っておいてください。

第6条　高すぎるコレステロールも見逃すな

「コレステロールが高い」のは本当に問題？

病院で「コレステロールが高いですね」といわれて心配している方はたくさんいらっしゃることでしょう。では、ご自分のコレステロールの値、ＨＤＬ、ＬＤＬ、中性脂肪の値は知っていますか？　みなさん自分のことなのに意外と医者まかせで、いわれるままにコレステロールを下げる薬を処方されて飲んでいるのではないでしょうか。

けれど、検査の結果は、かならずご自身で把握し、なぜよくないのか、放っておいたらどう危険なのか、正常にするにはどうしたらいいのか、きちんと質問し、納得した上で薬を飲んでいただきたいと思います。検査データをプリントアウトしてもらいましょう。最近は患者さんが申し出なくても、検査データのコピーをくれる医療機関も増えています。

血液中のコレステロールや中性脂肪が多い状態を脂質異常症といい、放置すると脳卒中や心臓病を引き起こします。善玉コレステロール（ＨＤＬ）は高くてもかまいません。悪玉コレステロール（ＬＤＬ）が高いと危険だとされています。

コレステロールとは、そもそもからだの細胞の膜の材料になります。また、男性ホルモン・女性ホルモンそのほかの重要なホルモンをつくります。そしてもう一つ、脂肪分の消化吸収を助ける消化液をつくります。からだにとって必須のものなのです。

コレステロールは脂質、つまり油の一種なので水には溶けません。そのため、血液中ではタンパク質と結びついた「リポタンパク」というかたちで存在しています。リポタンパクにはいくつか種類があり、悪玉と呼ばれる「ＬＤＬ」というリポタンパクに含まれるのが悪玉コレステロールです。

このＬＤＬコレステロールが血管壁の内部にたまると、動脈硬化が進み、動脈の内膜には脂肪からなるおかゆのようなドロドロした物質「アテローム」がたまり、血管が細くなって血液の流れが悪くなります。

いっぽう、同じコレステロールでも善玉、ＨＤＬコレステロールは、血管壁にたまったコレステロールを肝臓に運ぶ働きをしています。

つまり、単純に「コレステロールが高い」ことが悪いのではなく、ＬＤＬの高いのはよくない、ＨＤＬの低いのがよくないのです。理想的には、総コレステロールは２２０mg／dℓ以下、ＨＤＬコレステロール40mg／dℓ以上、ＬＤＬコレステロール１４０mg／dℓ以下、中性脂肪１５０mg／dℓ未満とされています。

中性脂肪は、コレステロールと同じ脂質の一種ですが、働きとしてはエネルギーを貯めておくのが主です。ふだんのエネルギーは血液中の糖質から得られますが、血糖が低くなるとこの中性脂肪を分解してエネルギーにするのです。

最近、総コレステロール値やＬＤＬコレステロール値がそれほど高くなくても心筋梗塞になる30代40代の人がいることがわかってきました。これには中性脂肪がかかわっていると考えられています。

中性脂肪が高いと、善玉コレステロールが少なくなり、普通のＬＤＬよりも小さくて比重の軽い「超悪玉」のコレステロールが増えます。この超悪玉ＬＤＬが血管の壁に入って酸化ＬＤＬに変わると、これを食べに白血球が集まってきてプラークというかたまりができるのです。プラークが破裂すると、心臓を養っている血管が詰まり、心筋梗塞を引き起こすのです。

血液のドロドロ、サラサラとは

血液がドロドロだとか、サラサラだとかいう言葉がさかんに言われています。実際にはこれはどのくらい意味のあることなのでしょうか。

血液は液体とはいえ、そもそも血球成分がかなりあるので、皆さんもややドロっとしている印象があると思います。液体成分は血漿《けっしょう》といい、血液の約半分、残りは細胞部分でほとんどは赤血球、そして白血球と血小板です。

半分は形のある血球ですから、血液の濃さはコンデンスミルクと同じくらいです。それほどの濃さがありながら、なぜよどみなくサラサラと流れるのでしょうか。

血管はからだの隅々まで走っており、最後は毛細血管と呼ばれる幅6ミクロン程度のごく細い血管になります。髪の毛の細いもので約１００ミクロン（＝０・１㎜）ですから、毛細血管がいかに細いかおわかりでしょう。この中を血液は流れています。ところが赤血球の直径は8ミクロンで、白血球にいたっては赤血球より大きいのです。

これらの血球がサラサラ流れるのは「変形能」という素晴らしい能力を備えているからです。赤血球はアメーバのように形を変えて毛細血管を流れます。白血球はさらに大きく変形して通過します。その分、毛細血管の壁に強く接触します。ですから白血球の粘着する能力が高くなると、毛細血管を流れることができなくなります。大きな血管では変形しなくても通過できますが、毛細血管では変形能が低下するとたちまち通過できなくなり、流れがストップし、血管が詰まることになります。血小板は大きさが2～3ミクロンなので抵抗なく流れることができますが、固まる力が働くと凝集といって血小板が集合して大きなかたまりをつくり、毛細血管が詰まることになります。

血液ドロドロと聞くと、脂肪やコレステロールが血液中に浮いてベタベタと脂っぽい血液を思い浮かべる人も多いことでしょう。でも、そうではないのです。脂肪やコレステロールは血管壁を厚くして血管を狭くしてしまう問題はありますが、血液ドロドロの状態とは、毛細血管を血液がサラサラと流れないことで、血液中の細胞成分である赤血球・白血球・血小板の機能が衰えていることが原因です。そしてこれらの機能が落ちる原因は食べすぎであり、たばこであり、肥満、運動不足、ストレスの蓄積と考えられます。

第7条　お食事の塩分・脂肪、控えめに

減塩食も工夫でおいしく

このところ、おいしい病院食のレシピ本が人気だそうです。低カロリーの社員食堂のレシピがベストセラーにもなっていましたから、健康的で、しかも満足度の高い食事に関心が集まるのはよいことだと思います。食事療法は、薬を用いない治療法として最も大切です。高血圧治療、成人病予防、老化の予防と一石三鳥の治療になりますから、ぜひつづけたいものです。

病院食がおいしくない食事の代名詞のように言われたのは、どうしても塩分や量をかなり減らさざるを得なかったからで、最近は香辛料や薬味などを利かせて塩分控えめでもおいしく食べられるような工夫がされているようです。

食塩をとりすぎると血圧が上昇します。これはとりすぎた塩分を薄めるために水分をとりすぎてしまい、その結果、血液量と脈拍数が増え、末梢血管への圧力が強くなるからです。

また、食塩に含まれているナトリウムは血管を収縮させたり、交感神経を刺激するので、このことも血圧を押し上げます。なお食品表示のNaは塩分ではなくナトリウムのみの表示です。これ

を食塩の量に換算するには2・54倍しなければならないので注意してください。
日本人はかつて世界で一番塩分をとる民族でした。今日ではかなり減ったとはいえ、1日に摂取する塩分量は男性で11・4g、女性で9・8g。今でもトップクラスであることには間違いありません。そこで厚生労働省は1日摂取量の目標を男性9g、女性7・5gとしました。しかしこの量は世界的には恥ずかしい目標と言わざるを得ません。WHOの目標は1日5g、米国は3・8g、英国ではなんと3gです。インスタントラーメン1食が5〜6g、辛口の塩サケ一切れの塩分は5・1g、いわし丸干し2尾で3・0g、梅干し中1個で2・9g、インスタントみそ汁一杯1・9gですから、いかに1日量5gや3gという目標値がわれわれ日本人にとってむずかしいかおわかりいただけると思います。

減塩のコツ10カ条

①しょう油やソースをかけません。料理を作った方の味付けをしっかり味わうためにもそのまま食べましょう。そのためにも食卓にしょう油やソースは置きません。
②ラーメン・うどん・そばのつゆは飲んでも半分までにしましょう。
③みそ汁は具だくさんにして、汁はこれも半分まで。
④炊き込みご飯・すし・サンドイッチなど味の付いた主食は、いままでの半分の回数に減らしましょう。

⑤レトルト食品・インスタント食品は、できるだけ食べないようにしましょう。
⑥出来合いのお惣菜は使いすぎないようにしましょう。
⑦味のしみた煮物は一日一品にしましょう。
⑧外食は減らして、出てきたものはよく吟味して食べましょう。
⑨市販のだしやスープの素を使わず、自家製のものがお勧めです。
⑩塩味が不足していれば、香辛料や薬味を利かせて味を調えましょう。

すしブーム、豆腐ブーム

近年、すしや豆腐などの日本食が世界中で注目され人気となっています。これはアメリカの研究から始まったブームです。

アメリカでは医療費が急増し、国家の経済が破綻するのではないかとの危惧から、問題を解決するために「栄養と人々のニーズに関する特別委員会」を上院に設け、世界中の病気と食生活に関する情報や資料を集め、2年間の調査を経て、1977年に結果を発表しました。委員長の名前をとって「マクガバンレポート」と呼ばれています。

このレポートでは、生活習慣病の多くはアメリカの間違った食生活が原因にほかならないこと、そしてこれを是正するには、次のことを守ることが重要と結論しています。

・食べ過ぎない。
・野菜・果物などの炭水化物摂取量を増やす。
・砂糖の摂取を減らす。
・脂肪の摂取を減らす。
・動物性脂肪を減らし、脂肪の少ない赤身・鶏肉・魚肉にする。
・コレステロールの摂取を減らす。
・食塩の摂取を減らす。

そして最後に「もっとも健康に良い食事は日本食」と結論し、１９６０年ころの日本食が脂肪の比率が低く、炭水化物の比率が高く、理想的としています。その後ヨーロッパでも日本食が見直され、「すしブーム」「豆腐ブーム」が起こりました。

現在の私たちの食生活は１９６０年頃とはずいぶんと変わり、すっかり西洋風になりましたが、いま一度昔ながらの日本食を見直していきたいものです。

第８条　体力に合った運動続けよう

どんな運動をどれくらいすればいいのか

運動習慣のある人は、脳卒中になる危険性が低くなると言われます。運動は、高血圧・糖尿病・脂質異常症・肥満の予防や改善にも効果がある……と私が言わなくても、もはやみなさんあちこちで耳にし、あるいは病院でそう言われている方もいることでしょう。わかっていてもなかなかできない、つづけられないのが運動です。また、運動が一番ですよ、とアドバイスすると「どんな運動をどれだけやればいいのかわからない」と困惑される方もいます。

ここではどんな運動を、どのくらいすればよいか考えてみましょう。

まず運動を始める前にからだの異常がないかどうかを検査しましょう。これを「メディカルチェック」と呼びます。自分では異常がないと思っていても、運動の程度によってはからだによくない場合もあります。一般的な血圧・心電図・血液尿検査などで結構ですが、脳出血の既往がある方や高血圧の薬を服用している方では、さらにくわしい検査を受けておくことが大切です。たとえば心電図だけでなく運動負荷試験をおこない、どれだけ運動しても大丈夫なのかを調べてもらうのです。メディカルチェックの結果に異常がなくても、運動能力を調べて「運動処方」を受ければなお一層安心です。

運動処方は年齢・運動能力・日常の活動量などに合わせて、その人に合った運動メニューを具体的に決めるものです。リスクのある方には医師が処方し、リスクの少ない方には健康運動指導士などが考えてくれます。

具体的にどのような運動がよいかというと、歩行・水泳・サイクリングなどの全身の筋肉を適度に持続的に使う「有酸素運動」がよいでしょう。一時的に大きな力が必要な短距離走や重量挙げなどの「無酸素運動」は血圧を急激に上げるので注意が必要です。

次にどの程度の運動がよいかというと、ウォームアップとクールダウンをそれぞれ5～10分間、自分に合った運動を20～40分間おこないます。このとき脈を測ってください。脈拍は激しい運動をするほど速くなりますから、運動中の脈拍数を測ることで手軽に運動の強さを知ることができます。ウォームアップ前に1分間、運動終了直後に10秒間測って6倍し、最後にクールダウン後に1分間測ります。

運動負荷試験で運動中の最適な脈拍数は110～120と判定されたとすると、たとえば、ゆっくりとしたウォーキングを20分間、続いて室内でのサイクリングを20分間、これを週に5回といった運動処方が決められます。運動中の脈拍がこれを超えるようならやや激しすぎるので、少しペースを落として、ちょうどよいペースをつかむようにしましょう。

一般に安全な心拍数は、220から年齢を引いた数とされています。60歳なら1分間に160回まで、70歳なら150回となります。これを超えるようだとその運動は危険であると考えてください。もちろん運動を長年つづけてきた60歳と運動をほとんどせず肥満があって喫煙している

60歳とでは安全な心拍数は異なりますが、一つの目安にしていただきたいと思います。また若いときよりも中高年になると個人差は大きくなると考えられます。

シルバー世代に限らず、運動やスポーツを続けることは健康の維持に大切です。しかし加齢とともにからだの予備力は低下していますので、激しい運動や長時間のスポーツが生命にかかわる事故につながることもあります。安全に運動をする指標として脈拍数を活用しましょう。

運動を長続きさせるコツ

よしがんばるぞと運動を始めても3日で、3週間で、3カ月でやめてしまう方も多いことでしょう。運動を習慣にしてつづけるにはどうすればよいのでしょう。

何といっても楽しくなければつづきません。それにはまず仲間をつくること。仲間と共通の楽しみが見出せれば鬼に金棒だと思います。夫婦で楽しむ、恋人と楽しむ、集まってつづけることが長続きの秘訣の一つです。

つらい運動、単調な運動は長続きしません。にこにこしながらつづけられる運動が理想的で、そこからつらくてもやる気が湧いてくるのではないでしょうか。

目標があればなお一層がんばれると思います。その際には、毎日30分とか、毎日1万歩とか日々の具体的な目標と、体重が何キロになるまでといった長期的な目標の二つがあるといいでしょう。

よく1日1万歩といいますが、ちゃんと理由があります。アメリカで運動量と死亡率の関係を調べたパフェンバーガー教授のデータによると、1週間に3000キロカロリーの運動がベストだそうです。やり過ぎてもよくないのです。この1週間3000キロカロリーをウォーキングに換算すると、1日に7km歩くことになります。大人の歩幅が大体70cmですから、7kmは1万歩となるわけです。

以前は「1日1回30分以上続けないと意味がない」と言われていましたが、いまでは見直され、1回が10分でも1日合わせて30分になればそれでいいと考えられるようになっています。つまり、朝の通勤に10分歩き、昼休みに仲間と10分早足で公園をウォーキング、帰宅時に10分歩いて、寝る前に屈伸運動を10分。これで40分運動したことになります。つづけられれば十分に価値のある運動習慣です。

手っ取り早く、お金もかからないのがウォーキングです。多くの人が朝夕ウォーキングを楽しんでいますが、以下の五つを心がけるとより効果的です。

①散歩ではなく、運動という意識をもって
②腕の振りを大きく、リズミカルに
③背筋を伸ばして、胸を張って
④ストライド（歩幅）を大きく

⑤かかとから着地、つま先で地面を蹴るように

きちんとウォーキングをつづけるには記録をつけることも大切です。ダイエットを始めるときには、まず体重計を用意することから始まります。ウォーキングもまず、歩数計・万歩計を用意しましょう。市販のもので1週間分をメモリできる万歩計も安く売っています。毎日の歩数を記録し1週間で7万歩を目標にします。土日など時間のあるときを利用して7万歩にするように努めましょう。

運動の効果が現れて体重が減り始めるまでにはしばらくかかります。これと併せて血液検査を定期的に受けると、たとえばヘモグロビンA1cの値や中性脂肪の値が改善していることがわかるでしょう。こうした結果を励みにすれば、運動への意欲も続くことと思います。

第9条　万病の引き金になる太りすぎ

問題は内臓脂肪

太りすぎかどうかは肥満指数（BMI）を計算します。

ＢＭＩ＝体重（kg）÷身長（m）÷身長（m）
標準体重＝身長（m）×身長（m）×22

ＢＭＩが22〜23程度がもっとも病気にかからないといわれています。たしかにそうなのですが、最も長生きなのは、ＢＭＩ24〜26の「やや太め」との報告もあります。

日本人は肥満はそれほどでもないのに、欧米人に比べると内臓脂肪の蓄積が大きいといわれます。ＢＭＩが25以上30未満の軽度の肥満は、日本人では３％未満で、欧米人ではこの約10倍と見積もられていますが、肥満が原因の糖尿病や高血圧の発症率は差がありません。これは肥満の種類によると考えられます。内臓脂肪が蓄積すると、糖尿病・高血圧・脂質代謝異常などが起こりやすく、動脈硬化をさらに進め、脳卒中や心臓病を引き起こすのです。日本人に多い内臓蓄積型肥満は、肥満の程度は軽くても、病気になりやすいのです。

「食べ過ぎるから太る」と言って、朝食を抜く人がいます。これは大きな間違いで、食事を１日2回にすると、食事と食事の間がかなりあいてしまいます。このとき、からだの細胞1個1個が飢餓状態となり、食事が入ってくるのをいまかいまかと待ち受けます。ここに食事が入ってきたら、一気に栄養分を取り込んで、脂肪分も取り込んで蓄積することになるのです。

太りたい人は1日の食事を2回にすればいいいですが、太りたくない人はきちんと3回とったほうが太らないのです。極端な空腹を避け、朝は時間がなくてもバナナ1本、牛乳1杯を心がけたいものです。

もちろん体重だけが問題になるわけではありません。100kg以上あっても健康な人はたくさんいます。お相撲さんがよい例で、病気知らずの関取もいっぱいいます。問題は動かないことです。肥満の人は動かない人が多く、これがよくありません。

「おい、新聞取ってくれ」「これをコピーしてきてくれ」。これがよくないのです。自分で動くように心がけましょう。それにはまず、万歩計を着けるのもよいアイデアです。

体脂肪とは

ところで体脂肪とは一体何でしょう。

体脂肪とはからだの中の脂質の総称ですが、中性脂肪・遊離脂肪酸・コレステロール・リン脂質などが代表的です。脂肪はいらないものと考えられがちですが、エネルギーの貯蔵、からだの保温、臓器の保持などに大切で、なくては困ります。皮下脂肪としておとなしく留まっているうちはいいのですが、内臓脂肪として内臓に蓄積されるとよくありません。内臓脂肪が多くなると臓器障害を起こします。

ですから体脂肪および体脂肪率は少なければよいというわけではなく、適正な値があるのです。体脂肪率には男女差があって、適正値は成人男子で15〜19%、成人女子で20〜24%とされています。

体脂肪率は、現在ほとんどがインピーダンス方式で測定されています。しくみは簡単です。人のからだは電気を通す水分や筋肉と、ほとんど電気を通さない脂肪などでできています。体脂肪が増えると水分の割合が減り、電気抵抗（インピーダンス）が大きくなります。これを利用して、からだにごく弱い電気を流し、体脂肪を計算しているのです。体重計と同じように素足で乗ればすぐに体脂肪率が数字となって表示される体脂肪計も、手に計測器を持って測定する市販の機器もほとんどがこの方法を利用しています。

ただ、汗をかいたり、多量の水分や食事をとった後、飲酒後、入浴後など普段とちがう状態だと正確でなくなり、ちょっとしたことで影響を受けやすいといえます。起床直後や就寝直前など、毎日決まった時間帯に測定するのがよいでしょう。

メタボリックシンドローム

肥満の予防や改善には適度な運動を……と言うと、みなさんちょっとうんざりした顔をされることが多いのですが、運動については第8条に戻って読み直してください。

結局のところ、やはり肥満を解消するには食べ過ぎないことが一番です。よく「腹八分目」といいますが、「目の前に並んだ料理の8割を食べ、2割を残せ」ということではありません。正しくは「20代のころの食事の量の8割にしなさい」ということです。基礎代謝量といって、からだが必要とするカロリーは若いころに比べると減ってきています。そこに同じだけの量を食べていると必ず太ります。「俺はかなり運動しているから、たくさん食べた方がいいんだ」と思っている方、内臓の基礎代謝量も減ってきていますから気をつけてください。

最近よく耳にする「メタボリックシンドローム」は内臓脂肪が溜まった状態をいいます。ウエスト周りが男性で85㎝以上、女性で90㎝以上が基準値とされています。この数値は、男女とも内臓脂肪の面積が100平方㎝に相当すると考えられています。

内臓脂肪が溜まると、高血圧・高血糖・脂質異常などの症状が一度に複数出現し、メタボリック（代謝）に異常が起きていることを示します。そこでウエスト周りに加えて、

・中性脂肪150㎎／dℓ以上またはHDL（善玉コレステロール）40㎎／dℓ未満
・最高血圧130㎜Hg以上または最低血圧85㎜Hg以上
・空腹時血糖110㎎／dℓ以上

という3項目のうち2項目以上に該当するとメタボの診断が下されます。

内臓脂肪を減らすことは容易ではないとお考えの方も多いでしょう。しかし内臓脂肪は、蓄積しにくく減らしにくい皮下脂肪とはちがって、蓄積もされやすいが減らすことも容易なのです。皮下脂肪は「定期貯金」、内臓脂肪は「普通預金」にたとえられます。やる気があれば何とかなります。今日から、いまから計画し実行してください。

第10条　脳卒中起きたらすぐに病院へ

昨夜から半身が動かない

救急車で長谷川大介さん（52歳）が運ばれてきたのは、金曜の朝でした。左半身のまひで歩行はできない状態ですが、意識ははっきりしていました。

「調子が悪くなったのはいつ頃ですか」と、病院に到着した長谷川さんに問い掛けます。

「昨夜、残業して10時ころに帰宅したんですが、シャワーを浴びてビールを飲んで寝転がっていたら、左手左足がしびれて、おかしいなあとは思ったんですが、そのまま寝てしまいました」

「朝起きたら動かなかったんですか」

「ええ、朝トイレに行こうとしたら、左手がきかないのとちゃんと歩けないんでびっくりして同僚に電話したら、すぐに救急車を呼んだほうがいいと言われまして」

「ひとり暮らしですか」

「はい。1年前から単身赴任で」

「わかりました。脳卒中の可能性が高いと思われます。いまからＭＲＩ検査をします。その前に採血をします」

ＭＲＩの結果、やはり脳梗塞、右基底核の急性期ラクナ梗塞でした。小さな血管が詰まったものですが、ちょうど左手足を動かす神経が障害されています。

しかし、昨夜11時ころの発症として既に8時間が経過しています。もうｔ－ＰＡは使えません。こういうとき、昨夜のうちに救急車を呼んでいてくれたらと残念に思います。

脳卒中では、発症からできるだけ早く専門医のいる医療機関を受診することが大切です。ｔ－ＰＡが使えるかどうかに限らず、早ければ早いほど治療効果が高く、後遺症が軽くすむことがわかっています。なぜなら脳の神経細胞は脆弱で、血流が途絶えると短時間のうちに機能が低下し、二度と回復しないことも多いからです。逆に早く治療やリハビリを始めれば、元通りにまでは改復しなくとも日常生活動作が十分にできるようになる可能性が残されています。

しかし現状は、長谷川さんのようにひと晩様子を見てから病院を受診される方が多く、治療のチャンスを逃してしまっている患者さんが多いのです。実際、ゴールデンウィークや年末年始に発症した脳卒中の患者さんの回復度が、平日に発症した患者さんにくらべて低いことがわかっています。異変を感じたら、様子をみたりせず、すぐに病院の受診を考えていただきたいと思います。

こんな時に脳卒中を疑おう

では、どんな症状があれば脳卒中を疑えばよいのでしょうか?

まず手足のまひやしびれが出たら、脳卒中の可能性があります。

脳血管障害は脳の血管が詰まったり切れたりして起こりますから、症状はその瞬間に出現します。「何時何分何秒に発症」と言えるくらいはっきりしていて、少しずつ、じわじわということは少ないのです。

まひやしびれは、左側の脳が障害されれば右半身に、右側の脳が障害されれば左半身に症状が出ます。両側の手あるいは両側の足に症状がある場合は、脊髄に原因があることも多く、脳血管障害の可能性は少ないといえます。しかし突然に症状が起こったのであれば、やはり神経内科や脳神経外科など専門医にかかるべきです。

半身の脱力・しびれのほか、多いのが言語障害です。まったく言葉が出てこない失語症から軽いロレツ難まで、さまざまな程度があります。急に言葉が出てこなくなったとか、舌がうまく回らないなどの症状も危険です。

第1章ではこれらを「FAST」とご紹介しました。顔のまひ(Face)や腕のまひ(Arm)、ロレツが回らない(Speech)といった典型的な症状が出たら、その時間(Time)を確認して病院へ、という意味です。このFASTは、米英でおこなわれている脳卒中対策キャンペーンの標語で、脳梗塞を発症した患者さんの身近にいる家族や友人にも典型的症状を知ってもらうことが目的です。これを覚えておけば、8～9割の症状をカバーできるのでとても効果的とされています。キャンペーンのおかげで、より早い救急への連絡がうながされ、英国では年間約2000人だったt－PAの使用者数を、1万3000人近くまで増やすことができました。

症状が突然に起こっても、しばらくすると回復する場合もあります。これは一過性脳虚血発作といい、多くは数分以内に症状が消えてしまいます。しかしたとえ短時間でも、これが脳卒中の前ぶれである可能性があるのです。

小渕恵三元首相がテレビのインタビューの最中に、一時的に言葉が出てこなくなったことがありました。そして翌日の夜中に重篤な脳梗塞を起こしたのです。この前兆・サインを見逃さないように気をつけなくてはなりません。

次に多いのが、めまい・ふらつきです。症状が軽いと、大したことはないと考えられがちですが、脳幹や小脳の障害の可能性もあり、突然のめまい・ふらつきには要注意です。1～2時間でおさまるめまいは耳鼻科疾患の場合が多いのですが、いままでに経験のないめまい・ふらつきの場合は早急に検査の必要があるでしょう。「嘔吐したから心配」「吐き気がないから大丈夫」とは一概には言えません。

意外と知られていないのが、目の症状です。片方の目が急に見えなくなった、あるいは視野の一部が欠けて見えないなどの症状は、脳血管障害のおそれがあります。眼動脈という頸動脈から枝分かれした血管の流れが悪くなって起こる「黒内障」の可能性もあり、早急に受診しましょう。

異変を感じたら

からだに突然の異変を感じたら、どうすればよいのでしょう。何を、すぐに、どうすればいいのかとオタオタしがちですので、普段から「かかりつけ医」をつくっておくことをお勧めします。40歳を超えたら、かかりつけ医をつくりましょう、と私はいつも言っています。

どこも悪いと思わなくても、近くの医院にかかって、悪いところがないかどうかをまず診てもらい、悪いところがあればきちんと治療し、経過をみてもらいましょう。そして心配なことがあれば、まずかかりつけ医に相談し、様子をみていてよいのか、専門医に診てもらう必要があるのかを判断してもらいましょう。

そのためには、普段のあなたの健康状態や様子を知っておいてもらわなければなりません。異常がなくても年に何度か医師のもとを訪れて、指示をあおぎ、顔を覚えてもらわなくてはなりません。家族ぐるみで決まったお医者さんにかかることができれば、それに越したことはありません。

あなた自身が、あるいは家族の誰かが倒れ、救急車で運ばれたとしましょう。初めて受診する救急病院で若い医者が出てきて「検査の結果は脳出血です。ただちに緊急開頭手術が必要です」と言われても、すぐに「はいそうですか。お願いします」とは言えないでしょう。こういったときにもかかりつけ医に相談できれば、安心して手術するか、あるいはほかに選択肢はないのかを尋ねることができるでしょう。

普段から信頼できる医師、何でも相談できる医師をもっておくことは、とても大切なことです。そういった医師がいない人は、できるだけ早く見つけていただきたいと思います。

第6章

脳の医者のかかり方

1　40歳を過ぎたら一度は脳検査

現代脳ドック事情

このところ脳ドックが人気です。

人間ドックは自覚症状の有無に関係なく、日常的には気付きにくい病気や臓器の異常をいち早く知るための検査としてすっかり定着しました。こちらは生活習慣病の早期発見を目的としたもので、短期入院して精密検査をし、肝機能や腎機能、脂質異常などが調べられます。

脳ドックはこれにならって、脳の状態をくわしく調べ、いち早く脳卒中の危険因子に対処しようというものです。人間ドックのように入院の必要はなく、早ければ1時間くらいで検査できます。

検査されるのは、隠れ脳梗塞の有無、くも膜下出血の原因となる未破裂動脈瘤の有無、最近ではこれに加えて認知症の有無を調べるテストをおこなう施設が増えています。

日本脳卒中協会によると「隠れ脳梗塞」はＭＲＩ検査を受けた患者のうち、40代では3人に1人、50代では2人に1人、60代では8割以上で発見されます。生活習慣の改善などで脳梗塞の予防に努めないと、「およそ3割の人が5年以内に大きな発作に襲われる」と警告されているので軽く見ることはできません。

脳梗塞はある日、突然、意識を失って倒れることが多いので、予告なしに襲われる病気のように思われがちですが、決してそうではありません。高血圧や動脈硬化などが進んで、脳の血管が次第に狭くなり、最初は数ミリ程度の小さな「隠れ脳梗塞」を起こします。そのうち梗塞の数が増えて脳のあちこちに見られるようになり、ついには本格的な脳梗塞にいたると考えられています。

いわば「隠れ脳梗塞」は水田の水路に小石がたまったり、草が生えたりして水の流れが悪くなっている状態です。わずかながらも水が供給されていますから、稲は弱々しく育ちます。しかし、放っておけば水の流れは完全に遮られ、水田が干上がって稲を立ち枯れさせてしまいます。「隠れ脳梗塞」もそれと同じように、放置しておくと脳細胞の死滅を招き、障害に苦しむことになってしまうのです。

ただ脳梗塞かどうかは専門医でも見極めるのが困難な場合もあるので、本当に隠れ脳梗塞なのか、薬を飲む必要があるかどうか、担当医とよく相談してください。

もう一つの「未破裂動脈瘤」は、放っておくとくも膜下出血にいたる危険があります。見つかってショックを受ける方もおられますが、2〜6％程度は見つかりますから、ある程度の覚悟を決めて検査を受けてください。もし見つかった場合にどうすればよいかは、第1章の「くも膜下出血を未然に防ぐには」の項にも記した通り、①経過観察、②ネッククリッピング手術、③コイル塞栓術の三つがあります。しかし、発見されたからといって必ずしも破裂するかどうかはわからないのがむずかしいところです。破裂すれば大変なことになります。年齢や持病の有無、動脈瘤の大きさや場所などを考え合わせ、方針を決めるのがよいでしょう。

ほかにまれではありますが「脳腫瘍」が見つかることもあります。小さなものや症状のないものは、良性かどうか、年齢、場所などにより、治療が必要かどうか、経過を追う必要があるかどうかを検討します。医師の説明をよく聞いて、慌てないようにしてください。高齢の女性に小さな髄膜腫が見つかることはときにありますが、多くは良性で、経過観察のみでよいことが多いのです。またガンマナイフ治療ならば1泊2日程度ですみますから、担当医とよく話し合っていただきたいと思います。

脳卒中は、病気が発症してしまうと一瞬で命を奪われたり、重い後遺症をもたらすことも少なくありません。倒れてからでは遅いのです。ぜひとも一度検査をお勧めします。

どんな検査をするのか

脳ドックの検査は基本的にＭＲＩでおこないます。

ＭＲＩ装置は、大きな磁場を発生させて、人体内の水素原子核から発生する電波を感知して画像をつくりあげるシステムです。ペースメーカーを着けている方は、正常な動作が妨げられる危険があるので基本的にＭＲＩ検査は受けられません。ただ、最近ではＭＲＩ検査可能なペースメーカーもあります。

　ＭＲＩのつくる磁場は約１万ガウスで、磁石入りの絆創膏の約10倍にあたります。新しい機種では開放型といって左右が開いているものもありますが、多くは寝台に乗ってトンネルの中に入る感じです。閉所恐怖症の方には前もって安定剤を処方することもあります。撮影時は磁場を加える「カンカン、コンコン」というかなりうるさい音がするので、耳栓をしていただくこともあります。

　目的によってＭＲＩ撮像法がいくつもあります。急性期の脳梗塞の場合、小さな出血をとらえる場合、脳腫瘍の浮腫の広がり具合を知りたい場合、未破裂脳動脈瘤を見つける場合など、それぞれの目的にあった撮り方をしています。

　いずれも時間は20〜30分くらいです。ＣＴに比べ撮影に時間がかかりますが、ＣＴよりもくわしく検査できる上、好きな方向からの断層撮影ができるので、脊髄の検査では威力を発揮します。ＣＴのように造影剤の必要もありませんし、被曝の心配もありません。

　ＣＴは簡便な検査の代表格で、ＭＲＩが寝台の上でじっとしていなければならないのに対し、あっという間に撮れますから、小さなお子さんでも大丈夫です。頭を打ったら頭部ＣＴというのは常識になっています。けがや出血の場合は、ＭＲＩよりもＣＴのほうが骨の様子や出血がわかりやすく優れています。

ＭＲＩの検査料は機器や病院によって多少の差がありますが、私の勤める松山市民病院では3割負担で6240円です。ＣＴの検査料は3割負担で4950円、これに初診料2700円が加算されます。

この二つ以外に、痛みのない検査で役立つ検査として「頸動脈エコー検査」が注目されています。テレビ番組でもしばしば取り上げられ、一般にも広く知られるようになってきました。

以前は、日本人には脳の深部の小さな血管が詰まるラクナ脳梗塞が多かったのですが、食生活の変化からか、欧米人に多い、頸動脈や大きな血管が詰まるアテローム血栓性脳梗塞が増えてきました。そこで、頸動脈エコー検査が重要視されるようになったのです。

検査は超音波を使って頸動脈の血液の流れや、動脈硬化の程度、プラークというこぶの有無、血管狭窄の程度を調べる検査です。少し首を伸ばすだけで、痛みも危険もなく、時間も15分程度ですみます。

頸動脈の先に脳があるので、頸動脈が細くなると血液の流れが悪くなり、脳梗塞のおそれが出てきます。また頸動脈は、全身の血管のなかでも動脈硬化が最も起こりやすい血管で、エコーで見やすい血管でもあるので、全身の動脈硬化の指標になると考えられています。

血管は、内膜・中膜・外膜の三層構造になっていて、最近は「内膜中膜複合体肥厚度」（ＩＭＴ）というのが問題になっています（図6－1）。要するに、動脈硬化が進むと血管の厚さが増すので、このＩＭＴの値をもとに、心臓や脳血管の動脈硬化の程度、危険度を予測します。正常

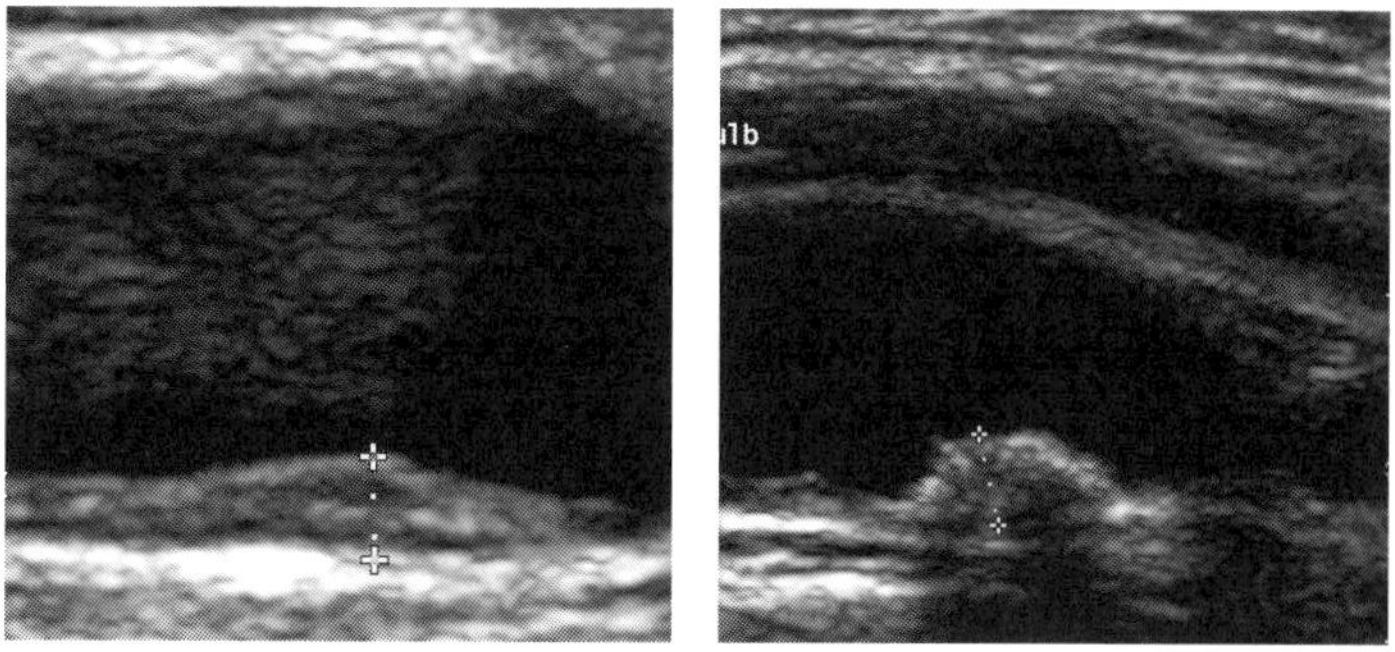

図６－１　頸動脈エコーの写真。左は＋で示された血管壁の厚さ（IMT）が2mmで、頸動脈狭窄を起こしていると言える。右は血管壁に明らかな隆起が見える典型的なプラークの例。

値は１・０㎜以下で、１・１㎜を超えると脳卒中と心疾患の発症率が高くなるとされています。生活習慣病である高血圧症・糖尿病・脂質異常症を有する人やメタボリックシンドローム予備軍の方々も、頸動脈エコーで定期的にＩＭＴを測定していくことが、今後ますます重要となってきます。外来で簡単に受けられ、検査料は３割負担の方で１６５０円、１割負担で５５０円です。

人間ドックに脳ドックを加えたコースはふんだんにあり、松山市民病院では３万円でおこなっています。病院によっては20万円を超えるプレミアムコースまで用意されています。何を調べればよいのかわからないので、とりあえずドックを受けたいという方であれば、人間ドックや脳ドックもいいでしょう。会社で一律に勧められていて、会社で費用を負担してくれるなら問題はありません。しかし、普段からかかりつけ医を決めている人なら、かかりつけ医に何を調べたいのかを相談すれば、保険適応の範囲で検査を考えてくれることでしょう。制度をうまく利用すれば、ドック検査ももっと安く受けられると思います。

2 医師との付き合い方

患者が決める医療

脳ドックを受診して、未破裂動脈瘤が見つかった場合、三つの選択肢があるとお話ししました。手術となれば、現在では本人、家族に丁寧に説明をし、同意をいただくのが原則とされています。かつては医師から手術が必要だと言われると、「わかりました。専門的なことはよくわからないのでよろしくお願いします」などということもありましたが、自分や家族の病気を、他人である医師の判断だけにまかせてはいけません。

たとえば、ある医院で薬をもらっても、薬の名前も知らなければ、何のために飲んでいるかも知らない、まして副作用なんて知る由もない。これではいけません。私はつねづね患者さんに、「自分が飲んでいる薬の名前、なぜその薬を飲んでいるか、どんな副作用があるかは知っておいてほしい」と言っています。そして患者さんに処方する薬はかならず自分で一度は飲んでみます。

大きさ、色、味など、知っておかないと尋ねられたときに答えられないからです。

病気についても同じです。病名、原因、検査結果、治療法、予後などをしっかり勉強して、主治医に尋ねてください。画像も見ただけでは何が写っているわからないかもしれませんが、きちんと説明を聞いてください。素人なんですから、恥ずかしい質問なんてありません。納得できるまで根気よく質問してください。

このとき大切なことは、治療法はかならずいくつかあることです。場合によっては治療を中止して様子をみるという選択肢だってあるのです。いくつかの選択肢を出してもらい、それぞれの長所と短所を聞いた上で、医師の意見はひとつの参考意見と受け取りましょう。

すべての情報を聞き、理解した上で、どうするかを決めるのはあなた自身です。その病院で治療を受けるのか、別の病院での治療を希望するのか。手術するのか、手術以外の方法を選ぶのか、あるいはまったく治療は受けないのか。これらを決めるには、正確な情報を十分に得ることから始まります。

「情報を十分に得て、理解し、結論を出す」ことをインフォームド・コンセントといいます。十分な説明が得られない場合、あるいは説明を十分に聞いて、それでも判断がつかない場合は、セカンドオピニオンを希望されるとよいでしょう。これについては次項で説明します。

インフォームド・コンセントにあたっては、ポイントがいくつかあります。

①文書で説明してもらう

説明を受ける際に、できるだけ文書でもらうのが安心です。現在、入院する場合には「入院治療計画書」という文書で患者さんへ説明することになっています。これは入院から退院までの治療と検査の予定が記されたものですが、これだけではよくわからないことも多く、「病状説明書」「手術説明書」などをもらい、医師が何を根拠として、どのような診断をしたのかを訊ねる必要があります。

私たち医師はできるだけ専門用語を少なくしたいと思っていますが、説明書にはどうしても使わざるを得ません。わからない用語はそのつど訊ね、かならずメモを取りましょう。

②治療の選択肢とそれぞれの長所・短所を訊く

みなさん不安に思われるのはやはり手術が選択肢に入る場合でしょう。

そもそも手術が最善の選択なのか、現在の症状は本当になくなるのか、手術にどのくらいの時間がかかるのか、術後のリスクはないのか、入院期間はどのくらいか、費用はどれくらいかかるか、元の生活に戻れるのか、治りきると期待してよいのか……実にたくさんの質問を受けます。どんなことに不安を感じているか、前もって質問を準備していくとよいでしょう。

③できるだけ家族といっしょに聞く

手術の場合には、ご家族の同意もかならず必要です。あなたがどんな選択をどのようにするのか、ご家族に理解しておいてもらうことはとても大切ですので、できればいっしょにインフォームド・コンセントを受けるとよいでしょう。担当医、患者さんとその家族、全員が無理のない日時の調整をして、しっかりと時間をかけて話し合うことが大切です。

セカンドオピニオンの受け方

いまかかっている主治医の意見「ファーストオピニオン」に対し、別の医師の意見やアドバイスを求めることを「セカンドオピニオン」といいます。

いまかかっている病院・医院での診断や治療法について、説明が不十分だと感じたり、治療法に納得がいかない場合、ほかにも診断や治療について選択肢がないかどうかなど、別の専門医に相談してセカンドオピニオンを聞くことで、よりいっそう病気についての理解が深まり、安心して納得のいく治療が受けられればたいへん有用です。

セカンドオピニオンは患者さんと医師との信頼関係をよくするために考えられた制度です。しかし多くの患者さんが「セカンドオピニオンを希望すれば、いまの主治医が気分を害するのではないか、もうこれまでのようには診てもらえないのではないか」と心配されます。そういう例もたしかにありましたが、時代は変わりました。その程度のことで信頼が崩れるとしたら、それまでの患者／医師関係がニセモノだったと思ってください。セカンドオピニオンを希望して、嫌な顔をするような担当医なら転院したほうがよいと思います。

　こんな患者さんもいらっしゃいます。

「実は、２週間ほど前にめまいがするんで、ある病院に行ってＭＲＩの検査を受けまして、動脈瘤があるって言われたんです。しかも近いうちに破れるかもしれないから来週から入院して検査をして、再来週に手術ですと医者が言うもんで、もうびっくりしまして」

「めまいについては問題なかったのですか？」

「はい、おそらく。いきなり来週入院と言われましたから」

「動脈瘤の場所とか大きさとかお聞きになりましたか？」

「たしか、目の奥だったかな。大きさは、聞いたと思いますがよく覚えてないです」

「ではそのＭＲＩの画像を借りてきていただけますか？」

「そんな、無理です。あの病院へはもう行けません。入院の予定日をすっぽかしてしまったんで……」

　この方は、主治医に黙ってセカンドオピニオンに来られた例です。

　こうしたケースでは、たいてい患者さんと医師との間に大きな誤解があります。患者さんは「来週検査入院して、再来週には手術」と理解されていますが、医師は「検査入院してしっかり調べたいと思いますから、来週までに日取りを決めてきてください。検査の結果を見て、手術すべきかどうか検討しましょう」と説明したつもり、ということだってあるのです。

こうした行きちがいを避けるために、説明を受けるときには、できるだけ病状説明書のような文書をもらうようにするとよいです。また、MRIやCTの画像は、病院のものではなく、患者さん自身のものです。検査を受けたらCD－ROMにコピーしてもらいうけておきましょう。

通常は、セカンドオピニオンを希望すれば、紹介状を書いてくれ、画像をコピーしたCD－ROMを用意してくれるはずです。

病院によっては、「セカンドオピニオン外来」を開設しているところもあります。だいたい30分あたり5000円から1万円くらいです。これ以外に、もともとの病院に対して、情報提供料やレントゲンフィルムのコピー代などでやはり5000円から1万円近くかかります。

セカンドオピニオンの結果が、現在の担当医の診断や治療方針と同じであれば、安心して担当医のもとに戻ることができます。しかし、もし結果が異なったときは問題です。この場合には、もとの担当医を今度はセカンドオピニオンの相手として、もう一度相談してみるのがよいでしょう。その上で、治療方針を変更するのか、ほかに紹介してもらうかを検討することになります。十分に相談し、納得して、その後の診療をつづけることをお勧めします。

おわりに

脳卒中で病院に搬送されてきた患者さんの多くが口にする言葉があります。

「わたしは大丈夫だと思っていた」

まさか自分に、こんなことが起こるなんて――とみなさんおっしゃるわけですが、話を聞いてみると、以前から健康診断で血圧が高いと指摘されていたり、たばこもやめられない、お酒も減らせない、肥満気味、と危険因子をたくさんお持ちのケースが大半です。

これを「正常性バイアス」と言います。危険なシグナルがあってもたいしたことにはならないだろうと自分を落ち着かせる心理作用です。事故などの際にパニックにならないためには必要な作用ですが、自分のからだについて「大丈夫だろう」というのは、要は過信です。脳卒中になって初めて、

「あのとき医者のいうことを聞いておけばよかった」

「もう少しでたばこをやめようと思っていたのに」

と思っても後の祭り。ベッドの上で後悔しながらのつらいリハビリの日々が始まります。

わかっちゃいるけどやめられない、からだに悪いと思いながらなかなか直せないのが生活習慣です。痛い、しびれるといった具体的な症状がないと、どうしてもたいしたことはないと思いがちです。それゆえ症状が出ない高血圧、肥満、糖尿病などは放置されてしまうことが多くなります。けれどそのために脳卒中を発症してしまえば、まったく元の正常で元気な状態に戻ることは非常にむずかしいのです。

脳神経外科医として多くの脳卒中の患者さんを見てきましたが、もう少し早く、発症する前に、ちょっとした生活習慣を変えてもらえていたらなあと残念に思うことは尽きません。

しかし、症状がなければ、脳神経外科を受診しようとすらあまり思われないかもしれません。正常性バイアスというだけでなく、高血圧やたばこが脳の病気につながるということがぴんとこないのかなとも考えました。

そのいっぽうで、「脳の病気」と言われると必要以上におそろしく不安に感じられ、考えるのを避けたいという気持ちも起こりやすいようです。頭痛やめまいは直接頭部にかかわるので脳神経外科にたくさん来られますが、本文で挙げた産婦人科医からの紹介で来られたケースのように、過度に不安な表情をされている方も多いです。

ぴんとこなかったり、過度な不安を感じられるのはやはり脳の病気というのがわかりにくく、とっつきにくいからでしょう。脳はからだの中でも特殊な臓器です。胃腸にしても肝臓にしても、どの部位もおなじ働きをしていますが、脳はたった1㎜離れた場所が異なる働きをしています。

脳は同じように見えても場所ごとにまったく異なるのです。

　脳卒中はこういう症状です、と一言で説明しにくいのはこのためです。障害された場所と大きさで症状が異なり、出血か梗塞かによって治療法も異なってくるのですが、そのせいで症状が出ても病院への連絡が遅れてしまうケースも多々あります。これも非常に残念なことです。

　何とかして脳卒中になる前に、脳卒中とはどういうものか、発症しないためにはどうしたらよいかをお伝えできないか。その思いで２００７年に愛媛新聞社から『Dr.すなみの脳のおはなし』を上梓しました。脳神経外科で扱う患者さんをストーリー仕立てで紹介し、症状や治療について説明したものです。愛媛では3カ月の間ベストセラーにもなり、よくわかったと好評をいただき、また、あちこちの講演会でもお話しさせていただきました。

　あれから6年が経過し、薬や治療法は日進月歩しています。かつて死因の第1位だった脳卒中は次第に順位を下げ、２０１１年には死因第4位になりました。しかし脳卒中は減ったわけではありません。後遺症を残して生き残る病気になったのです。死因第3位に上がったのは「肺炎」ですが、これは脳卒中で寝たきりとなり、肺炎で命を落とす患者さんが増えているからです。

　そうした変化も踏まえ、今回あらためて「脳の病気」について書き下ろすことにしました。もちろん「すべての病気」は網羅できませんが、発症、診断、治療、リハビリから予防まで、脳に関係する病気について一通りの知識は得られることと思います。『脳のおはなし』と重なる部分もありますが、今回は私たち脳神経外科医が何を考え、どこを見て診断し、治療方針を決めているか、どんなときにどんなふうに脳神経外科を受診したらいいのかまで、できるだけ具体的に書いたつもりです。

万一脳の病気になったときに、担当医に適切な質問ができる、主治医の説明がよく理解できる、治療法に納得がいく――本書がそんなお役に立てればうれしいです。また、頭痛、めまい、しびれ、ふるえなど、知らないばっかりに悪い病気じゃないかとおそれている方にも、こわがらずに脳神経外科に相談に来ていただけたらと願っています。

そして、脳卒中は未然に防げることをよくよく知っていただけたら幸いです。発症してしまってから悩む時間はほとんどありません。わかりにくい「脳の病気」ですが、実際に病気になる前に知っておくことが大きなちがいになるのです。その知識を手に、みなさんが納得のいく医療を受けられることを切に願っています。

脳神経外科医になって37年。多くの患者さんと話し、病気を治療し、手術をしてきました。この間ずっと、患者さんにとって最良の医療とは何だろうと悩みつづけてきました。医師として、病気になる前にもっと何かできなかったか、もっとうまく対処できたのではないかと、いまだ悩みは尽きません。本書が一人でも多くの方に、ご自分やご家族の健康について見直す機会になれば大変うれしく思います。

なお、本書に登場する患者さんの名前はすべて仮名です。症例は実際のケースをいくつか組み合わせてつくりあげたものです。
最後に筑摩書房の田中尚史さんには企画から構成まで大変お世話になりました。ここに深謝いたします。また結婚36年、わがままを聴き続けてくれる妻に感謝し、いつも見守ってくれる父母・子どもたちの家族みんなにも、ありがとう。

角南典生

平成25年10月15日

角南典生 すなみ・のりお

一九五一年生まれ。松山市民病院脳神経外科部長。一九七六年岡山大学医学部卒業。一九八四年日本脳神経外科学会専門医取得。一九九六年より現職。二〇〇二年より松山市脳卒中対策協議会委員を務めた。著書に『Dr.すなみの脳のおはなし』『Dr.すなみのかしこい患者学』『Dr.すなみの脳のおはなし PART2』(以上、愛媛新聞社)がある。

筑摩選書 0079

脳《のう》の病気《びょうき》のすべて 頭痛《ずつう》、めまい、しびれから脳卒中《のうそっちゅう》まで

二〇一三年一一月一五日 初版第一刷発行

著者 角《す》南典生《なみのりお》

発行者 熊沢敏之

発行所 株式会社筑摩書房
東京都台東区蔵前二-五-三 郵便番号 一一一-八七五五
振替 〇〇一六〇-八-四一二三

装幀者 神田昇和

印刷 製本 中央精版印刷株式会社

乱丁・落丁本の場合は左記宛にご送付ください。

送料小社負担でお取り替えいたします。

ご注文、お問い合わせも左記へお願いいたします。

筑摩書房サービスセンター
さいたま市北区櫛引町二-六〇四 〒三三一-八五〇七 電話 〇四八-六五一-〇〇五三

 ISBN978-4-480-01585-3 C0347

筑摩選書
0001
武道的思考
内田 樹
武道は学ぶ人を深い困惑のうちに叩きこむ。あらゆる術は「謎」をはらむがゆえに生産的なのである。今こそわれわれが武道に参照すべき「よく生きる」ためのヒント。

筑摩選書
0008
視覚はよみがえる
三次元のクオリア
S・バリー
宇丹貴代実 訳
回復しないとされた立体視力が四八歳で奇跡的に戻った時、風景も音楽も思考も三次元で現れた――。神経生物学者が自身の体験をもとに、脳の神秘と視覚の真実に迫る。

筑摩選書
0019
シック・マザー
心を病んだ母親とその子どもたち
岡田尊司
子どもの心や発達の問題とみなされる事象の背後に、母親の病が隠されていた！ 精神医学の立場から「機能不全に陥った母とその子」の現実を検証、克服の道を探る。

筑摩選書
0020
利他的な遺伝子
ヒトにモラルはあるか
柳澤嘉一郎
遺伝子は本当に「利己的」なのか。他人のために生命さえ投げ出すような利他的な行動や感情は、なぜ生まれるのか。ヒトという生きものの本質に迫る進化エッセイ。

筑摩選書
0024
脳の風景
「かたち」を読む脳科学
藤田一郎
宇宙でもっとも複雑な構造物、脳。顕微鏡を通して内部を見ると、そこには驚くべき風景が拡がっている！ 脳の実体をビジュアルに紹介し、形態から脳の不思議に迫る。

筑摩選書
0034
反原発の思想史
冷戦からフクシマへ
絓 秀実
中ソ論争から「68年」やエコロジー、サブカルチャーを経てフクシマへ。複雑に交差する反核運動や「原子力の平和利用」などの論点から、3・11が顕在化させた現代史を描く。